国家出版基金项目
NATIONAL PUBLICATION FOUNDATION

中医历代名家学术研究丛书

主编 潘桂娟

Academic Research Series of Famous
Doctors of Traditional Chinese
Medicine through the Ages

"十三五"国家重点图书出版规划项目

张卓文 编著

滑寿

U0346188

全国百佳图书出版单位
中国中医药出版社
·北京·

图书在版编目（CIP）数据

中医历代名家学术研究丛书 . 滑寿 / 潘桂娟总主编；
张卓文编著 . — 北京：中国中医药出版社，2021.12
ISBN 978-7-5132-6707-6

Ⅰ.①中… Ⅱ.①潘…②张… Ⅲ.①中医临床—经
验—中国—元代 Ⅳ.① R249.1

中国版本图书馆 CIP 数据核字（2021）第 007768 号

中国中医药出版社出版

北京经济技术开发区科创十三街 31 号院二区 8 号楼
邮政编码 100176
传真 010-64405721
河北品睿印刷有限公司印刷
各地新华书店经销

开本 880×1230 1/32 印张 5.25 字数 133 千字
2021 年 12 月第 1 版 2021 年 12 月第 1 次印刷
书号 ISBN 978-7-5132-6707-6

定价 49.00 元
网址 www.cptcm.com

服 务 热 线 010-64405510
购 书 热 线 010-89535836
侵 权 打 假 010-64405753

微信服务号 zgzyycbs
微商城网址 https://kdt.im/LIdUGr
官 方 微 博 http://e.weibo.com/cptcm
天猫旗舰店网址 https://zgzyycbs.tmall.com

如有印装质量问题请与本社出版部联系（010-64405510）
版权专有 侵权必究

2005 年国家重点基础研究发展计划（973 计划）课题 "中医学理论体系框架结构与内涵研究"（编号：2005CB532503）

2009 年科技部基础性工作专项重点项目 "中医药古籍与方志的文献整理"（编号：2009FY120300）子课题 "古代医家学术思想与诊疗经验研究"

2013 年国家重点基础研究发展计划（973 计划）项目 "中医理论体系框架结构研究"（编号：2013CB532000）

国家中医药管理局重点研究室 "中医理论体系结构与内涵研究室" 建设规划

"十三五" 国家重点图书、音像、电子出版物出版规划（医药卫生）

2021 年度国家出版基金资助项目

项目来源及国家重点图书出版计划

《中医历代名家学术研究丛书》编委会

主　　编　潘桂娟

常务副主编　陈　曦　张宇鹏

副　主　编　翟双庆　钱会南　刘桂荣　郑洪新

　　　　　　邢玉瑞　马淑然　陆　翔　文颖娟

　　　　　　柳亚平　王静波

编　　委（以姓氏笔画为序）

于　峥　　王　彤　　王国为　　王姝琛　　王蓓蓓　　尹东奇

石　琳　　卢红蓉　　田丙坤　　朱　辉　　朱乔青　　乔文彪

刘理想　　刘寨华　　江　泳　　江　涛　　汤尔群　　许筱颖

孙晓光　　孙海舒　　孙理军　　杜　松　　李　倩　　李文华

李海玉　　李董男　　李敬林　　李翠娟　　杨　杰　　杨　萌

杨　舒　　杨卫东　　杨卫彬　　杨景峰　　肖延龄　　吴小明

吴宇峰　　何　流　　谷　峰　　谷建军　　冷　伟　　汪　剑

张　胜　　张　聪　　张　蕾　　张立平　　张卓文　　张明泉

张银柱　　陆　翔　　陈士玉　　陈子杰　　陈玉萍　　陈建杉

苗　苗　　林　燕　　林亭秀　　林晓峰　　呼兴华　　依秋霞

金香兰　　郑　齐　　郑日新　　郑旭锐　　赵红霞　　相宏杰

战丽彬　　战佳阳　　姚远友　　夏丽娜　　倪祥惠　　徐世杰

席崇程　　黄　辉　　黄玉燕　　崔　为　　寇馨云　　葛晓舒

董正华　　韩晶杰　　禄　颖　　甄雪燕　　蔺焕萍　　黎鹏程

主　任　潘桂娟

副主任（以姓氏笔画为序）

于智敏　张宇鹏　陈　曦　徐世杰

成　员（以姓氏笔画为序）

于　峥　万　芳　马淑然　王凤兰　王姝琛
王静波　文颖娟　付玉娟　邢玉瑞　刘　洋
刘　锐　刘庚祥　刘桂荣　江　泳　汤尔群
杜　松　李　燕　李海玉　杨　威　步瑞兰
汪　剑　张　洁　张立平　张卓文　张效霞
陆　翔　陈小野　陈子杰　林晓峰　金香兰
周亚男　郑　齐　郑洪新　赵京生　胡晓峰
柳长华　柳亚平　钱会南　倪祥惠　黄　辉
黄玉燕　崔　为　梁　媛　蒋力生　谢静文
黎鹏程　魏　民

《中医历代名家学术研究丛书》审订委员会

前言

中医理论肇始于《黄帝内经》《难经》，本草学探源于《神农本草经》，辨证论治及方剂学发轫于《伤寒杂病论》。在此基础上，历代医家结合自身的思考与实践，提出独具特色的真知灼见，不断革故鼎新，充实完善，使得中医药学具有系统的知识体系结构、丰富的原创理论内涵、显著的临床诊治疗效、深邃的中国哲学背景和特有的话语表达方式。历代医家本身就是"活"的学术载体，他们刻意研精，探微索隐，华叶递荣，日新其用。因此，中医药学发展的历史进程，始终呈现出一派继承不泥古、发扬不离宗的繁荣景象。

中国中医科学院中医基础理论研究所，自 2008 年起相继依托 2005 年国家重点基础研究发展计划（973 计划）课题"中医学理论体系框架结构与内涵研究"、2009 年科技部基础性工作专项重点项目"中医药古籍与方志的文献整理"子课题"古代医家学术思想与诊疗经验研究"、2013 年国家重点基础研究发展计划（973 计划）项目"中医理论体系框架结构研究"，以及国家中医药管理局重点研究室（中医理论体系结构与内涵研究室）建设规划，联合北京中医药大学等 16 所高等院校及科研和医疗机构的专家、学者，选取历代具有代表性或学术特色突出的医家，系统地阐释与解析其学术思想和诊疗经验，旨在发掘与传承、丰富与完善中医理论，为提升中医师临床实践能力和水平提供参考和借鉴。本套丛书即是由此系列研究阶段性成果总结而成。

综观历史，凡能称之为"大医"者，大都博览群书，学问渊博赅洽，集百家之言，成一家之长。因此，我们以每位医家的内容独立成书，尽可能尊重原著，进行总结、提炼和阐发。本丛书的另一个特点是，将医家特色学术观点与临床实践相印证，尽可能选择一些典型医案，用以说明理论的实践价值，便于临床施用。本丛书列选"'十三五'国家重点图书、音像、电子出版物出版规划""医药卫生"类项目，收载民国及以前共 102 名医家。第一批 61 个分册，已于 2017 年出版。第二批 41 个分册，申报 2021 年国家出版基金项目已获批准，出版在即。

丛书各分册作者，有中医基础和临床学科的资深专家、国家及行业重点学科带头人，也有中青年骨干教师、科研人员和临床医师中的学术骨干，来自全国高等中医药院校、科研机构和临床单位。从学科分布来看，涉及中医基础理论、中医各家学说、中医医史文献、中医经典及中医临床基础、中医临床各学科。全体作者以对中医药事业的拳拳之心，共同努力和无私奉献，历经数年完成了这份艰巨的工作，以实际行动切实履行了"继承好、发展好、利用好"中医药的重大使命。

在完成上述科研项目及丛书撰写、统稿与审订的过程中，研究团队暨编委会和审订委员会全体成员精益求精之心始终如一。在上述科研项目负责人、丛书总主编、中国中医科学院中医基础理论研究所潘桂娟研究员主持下，由常务副主编陈曦副研究员、张宇鹏副研究员及各分题负责人——翟双庆教授、钱会南教授、刘桂荣教授、郑洪新教授、邢玉瑞教授、马淑然教授、文颖娟教授、陆翔教授、杨卫彬研究员、崔为教授、江泳教授、柳亚平副教授、王静波副教授等，以及医史文献专家张效霞教授，分别承担或参与了团队的组织和协调，课题任务书和丛书编写体例的起草、修订和具体组织实施，各单位课题研究任务的落实和分册文稿编写、审订等工作。编委会多次组织工作会议和继续教育项目培训，推进编撰工作进度，确保书稿撰写规范，并组织有关专家对初稿进行审订；最终，由总主编与常务副主编对丛书各分册进行复审、修订和统稿，并与全体作者充分交流，对各分册内容加以补充完善，而始得告成。

2016年2月，国家中医药管理局颁布《关于加强中医理论传承创新的若干意见》，指出要"加强对传承脉络清晰、理论特色鲜明的古代医家的学术思想研究"。2016年2月，国务院颁布《中医药发展战略规划纲要（2016—2030年）》，强调"全面系统继承历代各家学术理论、流派及学说"。上述项目研究及丛书的编写，是研究团队对国家层面"遵循中医药发展规律，传承精华，守正创新"号召的积极响应，体现了当代中医人敢于担当的勇气和矢志不渝的追求！通过此项全国协作的系统工程，凝聚了中医医史、文献、理论、临床研究的专门人才，培育了一支专业化的学术队伍。

在此衷心感谢中国中医科学院及其所属中医基础理论研究所、中医药信息研究所、研究生院，以及北京中医药大学、陕西中医药大学、山东中医药大学、云南中医药大学、安徽中医药大学、辽宁中医药大学、浙江中医药大学、成都中医药大学、湖南中医药大学、长春中医药大学、黑龙江中医药大学、南京中医药大学、河北中医学院、贵州中医药大学、中日友好医院16家科研、教学和医疗单位对此项工作的大力支持！衷心感谢中国中医科学院余瀛鳌研究员、姚乃礼主任医师、曹洪欣教授与北京中医药大学严季澜教授在项目实施和本丛书出版过程中给予的悉心指导与支持！衷心感谢中国中医药出版社有关领导及华中健编辑、芮立新编辑、伊丽萦编辑、鄢洁编辑及丛书编校人员的辛勤付出！

在本丛书即将付梓之际，全体作者感慨万千！希望广大读者透过本丛书，能够概要纵览中医药学术发展之历史脉络，撷取中医理论之精华，承绪千载临床之经验，为中医药学术的振兴和人类卫生保健事业做出应有的贡献！

由于种种原因，书中难免有疏漏之处，敬请读者不吝批评指正，以促进本丛书的不断修订和完善，共同推进中医历代名家学术的继承与发扬！

《中医历代名家学术研究丛书》编委会

2021 年 3 月

凡例

一、本套丛书选取的医家，为历代具有代表性或特色思想与临床经验者，包括汉代至晋唐医家 6 名，宋金元医家 19 名，明代医家 24 名，清代医家 46 名，民国医家 7 名，总计 102 名。每位医家独立成册，旨在对医家学术思想与诊疗经验等内容进行较为详尽的总结阐发，并进行精要论述。

二、丛书的编写，本着历史、文献、理论研究有机结合的原则，全面解读、系统梳理和深入研究医家原著，适当参考古今有关该医家的各类文献资料，对医家学术思想和诊疗经验加以发掘、梳理、提炼、升华、概括，将其中具有理论意义、实践价值的独特内容阐发出来。

三、丛书在总体框架上，要求结构合理、层次清晰；在内容阐述上，要求概念正确，表述规范，持论公允，论证充分，观点明确，言之有据；在分册体量上，鉴于每个医家的具体情况不同，总体要求控制在 10 万～ 20 万字。

四、丛书的每一分册的正文结构，分为"生平概述""著作简介""学术思想""临证经验"与"后世影响"五个独立的内容范畴。各分册将拟论述的内容按照逻辑与次序，分门别类地纳入以上五个内容范畴之中。

五、"生平概述"部分，主要包括医家姓名字号、生卒年代、籍贯等基本信息，时代背景、从医经历以及相关问题的考辨等。

六、"著作简介"部分，逐一介绍医家的著作名称（包括现存、已经亡佚又经后人辑复的著作）、卷数、成书年代、主要内容、学术价值等。

七、"学术思想"部分，分为"学术渊源"与"学术特色"两部分进行论述。前者重在阐述医家之家传、师承、私淑（中医经典或前代医家思想对其影响）关系，重点发掘医家学术思想的历史传承与学术渊源；后者主要从独特学术见解、学术成就、学术特点等方面，总结医家的主要学术思想特色。

八、"临证经验"部分，重点考察和论述医家学术著作中的医案、医论、医话，并有选择地收集历代杂文笔记、地方志等材料，从中提炼整理医家临床诊疗的思路与特色，发掘、总结其独到的诊治方法。此外，还根据医家不同情况，以适当方式选录部分反映医家学术思想与临证特色的医案。

九、"后世影响"部分，主要包括"学术影响与历代评价""学派传承（学术传承）""后世发挥"和"国外流传"等内容。其中，对医家的总体评价，重视和体现学术界共识和主流观点，在此基础上，有理有据地阐明新见解。

十、附以"参考文献"，标示引用著作名称及版本。同时，分册编写过程中涉及的期刊与学位论文，以及未经引用但能体现一定研究水准的期刊与学位论文也一并列出，以充分体现对该医家研究的整体状况。

十一、附以丛书全部医家名录，依照时间先后排列，以便查验。

十二、丛书正文标点符号使用，依据中华人民共和国国家标准《标点符号用法》（GB/T 15834—2011）。医家原书中出现的俗字、异体字等一律改为简化正体字，个别不能对应简化字的繁体字酌予保留。

《中医历代名家学术研究丛书》编委会

2021 年 3 月

内容提要

　　滑寿，字伯仁，晚号撄宁生；生于元大德八年（1304），卒于明洪武十九年（1386）；河南许昌人，元代著名医家。滑寿精研《黄帝内经》（以下简称《内经》）《难经》，著有《读素问钞》《难经本义》《十四经发挥》《诊家枢要》《麻疹全书》等。滑寿一生深入研究《内经》《难经》《伤寒论》等，颇有心得。其对经络腧穴之考订，对中医针灸学史之贡献尤为突出。滑寿精通古今医学典籍，临证诊断精准，胆大而心细，医术高明，治愈了许多疑难苛疾。本书内容包括滑寿的生平概述、著作简介、学术思想、临证经验及后世影响。

滑寿，字伯仁，晚号撄宁生；生于元大德八年（1304），卒于明洪武十九年（1386）；祖籍河南许昌，元代著名医家。滑寿精研《内经》《难经》，著有《读素问钞》《难经本义》《十四经发挥》《诊家枢要》《麻疹全书》等。滑寿一生深入研究《内经》《难经》《伤寒论》等，颇有心得。其对经络腧穴之考订，对中医针灸学史之贡献尤为突出。滑寿精通古今医学典籍，临证诊断精准，胆大而心细，医术高明，治愈了许多疑难奇疾。

现代学者对滑寿的学术思想多有探讨与研究。笔者以"滑寿"为关键词，在中国知网（CNKI）上检索了自1959年至2018年的相关学术论文。其中，中国期刊全文数据库论文60篇，学位论文5篇，中国重要会议论文全文数据库未见相关论文。在超星数字图书馆，以"滑寿"为关键词检索，有关于滑寿著作的注释书籍，但未见与本书内容类同的研究专著。上述现代研究文献的内容，主要涉及以下几个方面：其一，滑寿临证经验探析，尤以针灸学术成就为多；其二，有关滑寿著作的学术特色探析，如《诊家枢要》学术特色探析、滑寿《难经》注释特色等；其三，滑寿相关医案研究；其四，滑寿各类著作的注释等。

本次整理研究，旨在阐明滑寿所处时代的历史背景，滑寿著作的内容特点，滑寿的学术思想及临证经验，滑寿医学成就对后世的影响等。本书首先阐述了滑寿的生平、时代背景、从医经历等。其次，对滑寿的五部著作进行简要的介绍。在此基础上，从学术渊源、学术特色方面，深入讨论了滑寿的学术思想特点。滑寿认为，医学之源出于岐黄，而天下之事，循其故则其道立，峻其源则其流长，学习中医必须在经典上下功夫，以掌握医学之机要。其重新分类《素问》，大胆钞而读之；详证精辨《难经》，发前人之所未发，深博后世之推许；其重视临床实践，明释方药之用，重视经脉与脉学，擅儿科尤长于麻疹。滑寿临床经验颇丰，观滑寿医案中多见奇案，又因经滑寿治疗而奇愈，启迪了后世无数医家。滑寿的著作，无不体现其精湛的理论和高超的医术，对后世医家多有启迪。其中，《难经本义》《十四经发挥》两本著作，更东传朝鲜、日本等国，对各国的医学产生了深远的影响。总结和阐明滑寿的学术思想和学术成就，对《内经》《难经》等中医经典的学习，对中医临床诊疗能力的提升，具有重要的现实意义。

本项研究所依据的滑寿著作版本：中国中医药出版社于 2015 年出版的《滑寿医学全书》；人民卫生出版社于 1998 年出版的《读素问钞》；人民卫生出版社于 1963 年出版的《难经本义》；上海卫生出版社于 1956 年出版的，由承淡安校注的《校注十四经发挥》等。

感谢导师连建伟教授长期以来的谆谆教诲！感谢潘桂娟老师、陈曦老师、李如辉老师、王静波老师一直以来的支持与鼓励！感谢浙江中医药大学施侠威同学提供珍贵的图片！

同时，衷心感谢参考文献的作者以及支持本项研究的各位同仁！

浙江中医药大学　张卓文

2021 年 9 月

滑寿

生平概述

滑寿，字伯仁，晚号撄宁生；生于元大德八年（1304），卒于明洪武十九年（1386）；祖籍河南许昌，元代著名医家。滑寿精研《内经》《难经》，著有《读素问钞》《难经本义》《十四经发挥》《诊家枢要》《麻疹全书》等。其对经络腧穴之考订，对中医针灸学史之贡献尤为突出。滑寿精通古今医学典籍，临证诊断精准，胆大而心细，医术高明，治愈许多疑难苛疾。

滑寿祖籍为河南许昌襄城，其诞生于仪真，后又迁徙至浙江余姚。滑寿，为儒医，善诗，工于文。后弃科举而转习中医，曾转益多师，闻有擅长医道者，即从而学之。先从京口王居中研习岐黄之术，既而问道于江西地方名医黄子厚，复得东平高氏洞阳针术之传，更私学金元四大家，采诸家之长，融会贯通，医学理论扎实，而其临床实践能力渐臻佳境。滑寿上窥《素》《难》，下极群书，更明经络；利医济民，起废愈痼，不可胜计。据载，其医术高超，在江浙一带负有盛名，被称为"神医"。滑寿一生致力于对经典医籍的注释、分类，著述颇丰。惜现存著作仅有《读素问钞》《难经本义》《十四经发挥》《诊家枢要》《麻疹全书》。

一、时代背景

滑寿，为儒医，善诗，工于文，一生著述颇丰，临床多效验，在江浙一带颇负盛名，且对后世医家影响巨大。滑寿取得如此大的成就，不仅与江浙一带的"小气候"有关，同时，还有着深刻的历史背景和社会现实因素。

（一）元明时期的政治环境

1. 元末明初农民起义

滑寿生活的年代，正值元末明初。元末的农民起义，长达 17 年之久，参加起义的各族人民达数百万，其规模之大、持续时间之久，在中国古代历史上也是少有的。因此，它对当时及其以后的历史都产生了深远的影响。其中，最重要的是，朱元璋领导的农民起义军，推翻元朝，建立了明朝。

黄宗羲《明文案序》曰："当大乱之后，士皆无异于功名，埋身读书，而光芒卒不可掩。"观滑寿一生遭遇，与其所生活的时代不无关系。其经历，也从侧面反映了那个时代儒医的精神面貌。在王朝更迭之时，大多数儒士们一方面目睹风起云涌的农民战争，"儒生心事良独苦，皓首穷经何所补，胸中经国皆远谋，献纳何由达明主"（《贞一斋诗文稿·观猎诗》）。他们不满元朝统治，走进了农民队伍的行列；另一方面，部分元末儒士虽然反对农民战争，却无法抗拒历史前进、王朝更迭的步伐，只能无奈地接受现实，他们秉持"明初文人多不仕""不为良相为良医"的态度，或退避政治，或遁逃山林，或弃儒从医。他们在著述中，或作诗中，或从医救疾中，找到了身处乱世安顿心灵的最佳方式。

2. 宋元刻书技术发达

宋代毕昇发明胶泥活字，实行排版活字印刷，大大地提高了印刷的速度和质量。13 世纪，元代农学家王祯在《造字印书法》中曰："近世又铸锡活字，以铁条贯之，作行，嵌于盔内，界行印书。"由此揭示了元代已用锡活字印书。约在 1312—1313 年，王祯创制了木活字。后来，元代又出现了套版印刷的方法，活字印刷技术不断改进，印刷效率进一步提高。由于元代印刷技术进一步成熟、普及，元代的刻书达到了空前的繁荣。

江浙地区，包括江南和沿江地区，由于工商业发达，城市经济繁荣，刻书业尤其兴盛，刻书业有官刻、私刻、坊刻等。宋元时期官刻机构非常多，而私人刻书也是当时刻书的主要形式之一。如休宁程大昌、朱升、倪士毅等，都是当地著名的刻书家。宋元时期是中国古代刻书的重要时期，其所刻图书门类齐全，印刷精、纸墨佳，留下了大量善本。而一些自宋代就以刻书为业的书坊，并没有被元政府摧毁，而是继续从事刻书事业，这在无形当中构成了元代刻书的技术基础。而造纸业的发达，亦为刻书业的繁荣提供了有利的资源。江浙地区文化发达，名医辈出，又为大量书籍的涌现提供了良好的文化土壤和市场资源。

元政府在统一全国的过程中，对汉人和南人实行了野蛮残酷的民族压迫和阶级镇压，大量平民百姓被害。然而，元政府在镇压过程中，却制定出一条有利于刻书发展的政策，即各行各业的工匠在屠杀中可免死。这就使得宋代的刻书技术和刻书人才得以保护，一些刻书坊也幸免于难。这就促进了元代社会刻书出版事业的繁荣。

元政府为鼓励出版业的发展，在出版印刷方面，不仅继承和吸收了两宋时期的传统，而且大力发展政府官刻、家刻、坊刻。元政府机构设立了兴文署、广成局等负责刻书的机构。元政府还鼓励私人拨捐学田刻书，如郡人朱庆宗捐田二百余亩，以供西湖书院从事刻书事业。元朝皇帝多次下令刊印各类图书并赐书于臣民。如元世祖至元二十三年（1286），"诏以大司农司所定《农桑辑要》分颁诸路"；元至大四年（1311），"有进《大学衍义》者，命詹事王约等节而译之……并刊行，赐臣下"。由于元政府重视儒学，故元代以各路儒学名义出版的图书甚多，并鼓励各地儒学书院自刻。据清·钱大昕《补元史艺文志》记载，元代刻印、流通的图书，经部为804种，史部为477种，子部为763种，集部为1098种，凡3142种。不到百年的元代，有如此众多的图书在社会上传播，不能不说是可观的盛况。刻书业尤以江浙、安徽、福建等地为盛，大量的医学著作也在这些地区应运而生。

3. 元政府抚育政策

元政府非常重视儒士。早在忽必烈时代，蒙族人就在政策上对江南儒士有所偏爱。据《元史》记载，忽必烈曾召儒士杜瑛问计。杜瑛答曰："汉、唐以还，人君所恃以为国者，法与兵、食三事而已。国无法不立，人无食不生，乱无兵不守。今宋皆蔑之，殆将亡矣。"忽必烈叹谓："儒者中乃有此人乎！"后来兵下江南，在政策上对江南儒士给予了较好的抚育政策。不仅使得江南儒士生活优厚，而且有机会参与新政。明初方孝孺谓："元之有天下，尚吏治而右文法。凡以吏仕者，捷出取人官，过儒生远甚，故儒多屈为吏。"本句话即是称赞当时参与元代政治的儒官。正因为元政府对江南儒士实行了一系列的优惠政策，尊经崇儒，举贤招引，使得元明之际，江浙社会文化繁荣，经济丰盈，诗文鼎盛。元代一些著名的大儒士，有些就是宋朝程、朱理学的忠实信徒，如许衡就被元太宗聘为上宾。儒士们生活宽裕优游，部分儒士弃政从医，尤其浙江是元末儒士荟萃之地，人才辈出。而滑寿的学术思想，就是建立在元末这种独特的政治背景之下。

元代统治者为巩固自己的统治，先后采取了尊经崇儒、兴学立教、保护工匠等政策，客观上促进了刻书事业的发展。特定的时代，必有特定的政治环境、特定的经济条件、特定的文化风尚，这些特定因素的结合，造就了特定年代风云人物特定的学术思想。

（二）元明时期的医学背景

宋金以后，元代医学更加兴盛。这一时期产生了众多的儒医。如刘完素、张元素、李杲、王好古、罗天益、张从正、朱震亨、戴思恭、王履、危亦林、曾世荣、葛乾孙、倪维德等，滑寿亦是与朱丹溪同时代赫赫有名的江南儒医。这些医生多是弃儒从医或儒医兼习。如《夷白斋稿》载："元代葛子充，金华人。初习儒业，后从医学……始以事亲，而终以济人，其活人亦众矣。"《王忠文集·恒斋记》载："荆茂之，安徽濡须人，不屑于仕，而精于医术，为人治病，皆验。"《覆瓿集·赠项子全》载："项子全，衢县人……宦游江湖间，常勤劳王事，已而以医学自娱。"《密庵集·针药二室铭》载："周玄启，金华人，读书好医，学于名医滑寿。"《文宪集·樗散生传》载："李词，字孟言，杭州人。少受学于杨维桢，善为诗，卖药金陵市中，市人病者趋其门买药，无不与。"由上可见，元末医生多起于儒业，由儒而入医。元末习医者甚众，其数量之多，分布之广，尤以江南为最。这与当时的政治环境有着密不可分的联系。元代朝廷对医生的优待政策，也驱动了儒士从医的积极性。元朝统治者重视医生的培养，制定了一系列政策，促进了医学的发展。如与儒、佛、道一样，对于从医者建立医户，并享受免除杂役赋税的优惠政策。在中央以及地方设立太医院、医学提举司等医疗管理系统和教育系统，以加强对医疗事业的管理和医学人才的培养。这些政策，一定程度上鼓励了一些儒士弃政从医。由此，元代民间医学群体不断壮大，逐渐成为元末社会中不容忽视的一个社会群体，大大推动了中医学的发展。

二、生平纪略

　　滑君，名寿，字伯仁，晚号撄宁生，祖籍为许州襄城（今河南省襄城县）。元朝初年，祖父受官江南，自襄城迁居仪真（今江苏省仪真县）。元成宗大德八年（1304），滑寿诞生于仪真。据史书记载，滑寿幼年笃实详敏，好学能诗，温雅有法。《仪真县志》："滑寿，世为许襄城人，当元时，父祖官江南，自许徙仪真。寿性警敏，习儒书，日记千余言，操笔为文词，有思致，尤长于乐府。"据载，滑寿本姓刘，乃元代开国元勋刘基之弟，其为医后改换姓名。如《浙江通志》记载："滑寿，医通神，所疗无不奇效。寿与宋僖为友，其诗雅健，元时曾乡举。按滑氏家谱，则刘基之兄弟也。

基尝访之于余姚，留数月而去。其子孙散居余姚、武林，而武林为最盛。"滑寿晚年，居于浙江余姚，明洪武十九年（1386）卒。

滑寿一生居无定处。每到一处更换一名。在淮南称滑寿，在吴称伯仁，在越称撄宁生。伯仁者，与东晋周颢之字同，乃取风雅、清正之意。撄宁生者，《庄子·大宗师》云："其为物无不将也，无不迎也，无不毁也，无不成也，其名为撄宁。撄宁者，撄而后成者也。"

滑寿临证治多效验，在江南、浙江一带颇负盛名。其所至人争延致，以得其一决生死为无憾。其生无问贫富皆往，治不责报，遂知名吴楚间。

滑寿医术高超，医德高尚，行医不问贫富，活人无算。其不喜功名，独善养生。据载，年七十二岁，容色仍如童颜，行步矫健，饮食不衰，迨至洪武十九年（1386），滑寿谢辞人世，时年八十又三。葬于余姚城南黄山九枝松。朱伯贤仿司马迁笔法为其立传。按《明外史》本传曰："滑寿……江南北、浙东西，无不知撄宁生者。年七十余，容色如童孺，行步矫捷，饮酒无算。既殁，天台朱某撷其治疾神效者数十事作传，故其所著益有称于后。"戴良提滑伯仁像赞曰："貌不加丰，体不加长，英英弈弈，其学也昌。早啄诗礼之精华，晚探《素》《难》之窈茫。推其有（具有的美德），足以防世而范俗。出其余（遗存的学术），可以涤脏而洒肠。"滑寿高明的医术和高尚的医德，为后人所称颂。其家乡人民，在余姚城内北滨江路建造了滑寿亭，系重檐六角亭，可惜原亭已毁，现龙泉山西坡的滑寿亭，是余姚医卫界同仁仿原亭形式重建。亭子平面呈六角形，边长 2.2 米，檐下高 2.8 米，梁上置斗拱 12 个，亭顶以小青瓦覆盖。亭内悬挂"滑寿亭"匾。朝南两柱有楹联："继神农遍尝百草，承仲景普济千家。"朝北两柱也有楹联："杏林独秀闻天下，桃李争妍满古城。"同时，在城区筑有"滑寿路"。

三、从医经历 🦢

　　滑寿幼年习儒，工于诗赋，为其后学习中医奠定了扎实的古文功底，后弃科举而转习中医。其闻人有擅长医道者，即从而学之。京口（现江苏镇江）名医王居中医名昭著，滑寿数次前往拜谒，终得其传。王居中推崇《素问》《难经》，授其以岐黄之术。在老师的影响下，滑寿认真研究《内经》《难经》《伤寒论》等经典医籍，医学理论功底颇深，而其临床实践能力渐臻佳境。据载，其医术高超，在江浙一带负有盛名，被称为"神医"。

　　按《仪真县志》载："京口王居中，名医也！客仪真，寿数往叩。授以《素问》《难经》。居中曰：医祖黄帝岐伯，其言佚不传，世传者，惟《素问》《难经》，子其习之！寿受读终卷，乃请于王，曰：《素问》详矣！独书多错简，愚将分象经度等为十二类，抄而读之。《难经》又本《素问》《灵枢》，其间营卫脏腑，与夫经络腧穴，辨之博矣！而缺误或多，愚将本其义旨，注而读之。何如？"王居中跃然曰："甚矣！子之善学也，速为之！"滑寿遂分藏象、经度、脉候、病能、摄生、论治、色脉、针刺、阴阳、标本、运气、汇萃，凡十二类，抄而读之。自是滑寿学日益进，所向莫不奇中。如《医学入门》所曰："受王居中习医，而理识契悟过之。"滑寿"又究夫十二经走会属络流输交别之要，至若阴阳维跷冲带六脉，虽皆有系属，而惟督任二经，宜与十二经并论，乃著《十四经发挥》，皆有功医学。多治验，所至人争延致，以得撄宁生一决生死为无憾。生无问贫富，皆往治不责报，遂知名吴楚间，在淮南曰滑寿，在吴曰伯仁氏，在鄞越曰撄宁生。"

　　按《明外史》本传记载："京口王居中，名医也，客仪真，寿从之学，授以《素问》《难经》，寿卒业，乃请益曰：《素问》详矣，独书多错简，愚将分藏象经度等为十二类，抄而读之。《难经》又本《素问》《灵枢》，其间荣卫脏腑，与夫经络腧穴，辨之博矣，而缺误或多，愚将本其义旨，注而读之何如？居中跃然曰：甚矣，子之善学也，速为之。寿晨夕研究，参会张仲景、刘守真、李明之三家，既学针法于东平高洞阳，尽得其术。尝言人身六脉，虽皆有系属，惟督任二经，则包乎腹背而有专穴，诸经满而溢者，此则受之，宜与十二经并论。乃取《内经》骨空诸论，及《灵枢篇》所述经脉，著《十四经发挥》三卷，通考隧穴六百四十有七。他如《读伤寒论抄》《诊家枢要》《痔瘘篇》及采诸书本草为《医韵》，皆有功于世。故所至人争迎致，以得其一言定死生为无憾。"

滑寿虽然医术精湛，却仍然保持着谦虚的品质。其虚怀若谷，常向同道中人学习，医道日益长进。据传，滑寿行医于余姚之时，因医术精湛，来求诊者甚众。然仍虚心向医术精良的医生学习，如当时江西的名医黄子厚、山东的针灸名医高洞阳等。其精于诊而审于剂，每起沉疴，活人无算。江南诸医，未能或之先也。《难经本义·张翥序》载："寓鄞滑伯仁，故家许，许去东垣近，早为李氏之学，遂名于医。"《难经本义·刘仁本序》载：滑寿"学仿于东垣先生"。朱丹溪生活于元代末年，滑寿为元末明初人，受四大家学术思想影响，其采诸家之长，融会贯通，并创新之。

由上可见，滑寿早从李东垣，既而学于王居中，复得高洞阳针术之传。其上窥《素》《难》，下极群书，更明经络，利医济民，起废愈痼，不可胜计。后世有诗赞曰："奔驰南北习医科，师事高王自揣摩。督任两经有专穴，包乎腹背发挥多。"（《中国历代名医傅咏·滑寿》）

滑寿

著作简介

　　滑寿的著述，有《十四经发挥》《读素问钞》《难经本义》《伤寒例钞》《诊家枢要》《医韵》《本草发挥》《医家引彀》《五脏补泻心要》《滑氏脉诀》《痔瘘篇》《正人明堂图》（英国皇家博物馆珍藏一套）等。惜现存著作仅有：《读素问钞》《难经本义》《十四经发挥》《诊家枢要》《麻疹全书》等五部。现简要介绍如下。

一、《读素问钞》

　　《读素问钞》，共计3卷，元代滑寿撰，明代汪机续注。滑寿继皇甫谧《针灸甲乙经》、杨上善《黄帝内经太素》之后，对《素问》所论分门别类，钞而读之。从汪氏《序》得知，汪氏《读素问钞》辑于明正德十四年（1519）。《读素问钞》卷上，论藏象、经度、脉候、病能；卷中论摄生、论治、色诊、针刺，卷下论阴阳、标本、运气、汇萃，总计12类。

　　《读素问钞》的分类方法，对后世影响深远。如明·张景岳所著《类经》的分法，与滑寿大致相同，只不过次序有别。滑寿不仅对《素问》的内容重新进行分类，还结合自己的临床实践，对《素问》原文进行注释。因此，《读素问钞》一书，使得《素问》的临床意义更为彰显。后世医家汪机、丁瓒在此书基础上，分别撰注了《续素问钞》《素问钞补正》。

　　版本概况：《读素问钞》续注初刻于明嘉靖初。另有明崇祯三年甲申（1524）至五年丙戌（1526），祁门朴墅汪氏祠堂汇刻《汪石山医书八种》本，明万历四十六年（1618）闽建乔木山房抽出单刻。清有《周氏医学丛书》本。

二、《难经本义》

《难经本义》，共计上、下 2 卷。成书于元至正二十一年（1361）。滑寿鉴于《难经》一书编次错简，文字遗失，而后世医家注释不尽其义，故融合唐、宋、金、元二十余家的论说，以正其义。

在《难经本义》中，滑寿不仅对《难经》重新释义，同时针对经文错简、衍文之处，修订了《难经》的部分内容。其在卷前首列"难经汇考"一篇，论书之名义源流，次列阙误总类一篇，记脱文误字，又次图说一篇。卷中注文，则博采群籍，如就吕广、杨玄操、丁德用、虞庶、周兴权、王宗正、纪天锡、张元素、袁坤厚、谢缙孙、陈瑞孙等诸家之说，融会贯穿，更结合个人之见解，对《难经》经文进行仔细的诠释。本书对《难经》八十一难进行分类，计有七节。其中，一难至二十一难，皆言脉，为第一节；二十二难到二十九难，计有八难，论经络流注等，为第二节；三十难至四十三难，计十四难，论营卫三焦脏腑肠胃等，为第三节；四十四难至四十五难，计二难，论七冲门乃人身之资生之用，八会为热病在内之气穴，为第四节；四十六难至四十七难，计二难，论老幼寤寐，以明气血之盛衰，言人面耐寒，以见阴阳之会，为第五节；四十八难至六十一难，计十四难，论诊候及病有脏腑集聚、泄利、伤寒、杂病之别，而继之以望、闻、问、切，为第六节；六十二至八十一难，计二十难，论脏腑荥腧，用针补泻之法，为第七节。

本书集各家注之精粹，探其隐赜，考证细致，辨论精确，其疑者辨之，误者正之，诸家之善者取之，并以己见而折衷之，条分缕析，辞达理明，注解《难经》独具特色。其发前人之所未发，深博后世之推许，启迪了后世无数医家。

版本概况：本书初刊于元至正二十四年（1364），续刊有明万历二十九年（1601）医统正脉本。清代有《周氏医学丛书》本。

三、《十四经发挥》

《十四经发挥》，共计 3 卷。撰于元至正元年（1341）。卷上，名"手足阴阳流注篇"，详论经脉循行之规律。卷中，名"十四经脉气所发篇"，细论十四经脉的循行、腧穴、病候主脉、虚实补泻等，并包括 14 张经脉图，十四经经穴歌诀，对《灵枢·经脉》原文的训释等。卷下，为"奇经八脉篇"，详细讨论八脉循行、生理功能、病理变化等内容。

鉴于《内经》所论经脉腧穴理论奥古难解，读者未易即解，故深入研究《内经》等经典医籍，裒集《灵枢·经脉》《灵枢·本输》《素问·骨空论》《针灸甲乙经》等书所论，训其字，释其义，正其读，疏其旨，厘为 3 卷，合而成书。本书为研究经脉的专书。本书第一次将督脉、任脉所属的经络腧穴，按照《内经》所述加以整理订正，与原有的十二经络相提并论，将所有穴位分别归于十四经中，并对其循行部位、所主病证做了深入的讨论。

有鉴于"学医道者，不可不明乎经络。经络不明，则不知邪之所在，而欲治夫疢疾，犹习射而不操弓矢，其不能也决矣"（《十四经发挥》），滑寿基于对《内经》等经典医籍的深入研究，认为任、督二脉在人体之前后，包括胸背，皆有专穴，应与十二经相提并论，故将任、督二脉归于正经，而成为十四经。其专疏手足三阴三阳及任脉、督脉，其图章训释，周悉而详尽，纲举而目张，为学者出入向方。其更将周于身之隧穴缀以韵语。因隧穴之名，难于记忆，故咏歌以宜于诵。诸隧穴名之韵语，附于各经之后，诚医途之舆梁也。

　　版本概况：本书初刊于元至正二十四年（1364），明嘉靖三年（1524）薛立斋附刊入薛氏医案中。现有日本流传古本、《十四经发挥》本。此书已散佚多年，近人承淡安氏，从日本某旧肆中购得一本携带回国并校正批注，于 1958 年 10 月由上海科学技术出版社出版。

四、《诊家枢要》

　　《诊家枢要》，不分卷次。约撰于元至正十九年（1359）。滑寿非常重视对脉学的研究，认为"会之有元，言简而尽，事核而当，斯为至矣。百家者流，莫大于医，医莫先于脉"，故其更著《诊家枢要》一书，以专论脉之奥义。

　　本书分别论述了"左右手配脏腑部位""五脏平脉""四时平脉""呼吸浮沉定五脏脉""因指下轻重以定五脏""三部所主""持脉手法""脉阴阳类成""兼见脉类""诸脉宜忌类""验诸死证类""死绝脉类""五脏动止脉""妇人脉法""小儿脉""诊家宗法""脉象歌"等。滑寿在《脉经》二十四脉基础上，增加了长、短、大、小、牢、疾，共 30 种脉象，其以浮、沉、迟、数、滑、涩之六脉统括此三十脉，并系统分类之。

　　本书在总结《内经》《难经》《伤寒杂病论》之脉理的基础上，以分类对比法，删去繁芜，撮其概要，把体状相近和相反的脉象分别归纳为浮沉、迟数、虚实洪微、弦紧滑涩、长短、大小等六种类型，并以此为纲，易于见象知理，识此知彼。将深奥的脉理，以言简意明之语展现给后人，对后世影响巨大。此书是金元时期最为突出的脉学专著。

　　版本概况：本书已散佚，一是附于明·丁瓒所著《素问钞补正》之后；一是清·周学海所评注而刊入《周氏医学丛书》之中。

五、《麻疹全书》

《麻疹全书》，一作《麻诊全书》，又名《麻证新书》，共计4卷。滑寿在数十年的医疗实践中，理论结合临床，对麻疹证治有了比较深刻的认识，并将其临证心得体悟汇编成书。是书为滑寿原著，浮海道人补辑。光绪三十一年（1905），汤鼎煊得其稿本于旧书肆中，为之刊行流市。本书第一卷、第二卷，计有108条麻疹论证；论说不尽之处，又设麻证药性医法要诀20首。第三卷，立麻疹方剂351首。更对其中所用药物逐细详注，共有药物206种。滑寿分别从表、里、寒、热、虚、实、气、血等角度，论证麻疹证候，条分缕析，使人一目了然。

此书之前，未有专书以论麻证，各家虽亦有述，却语焉不详，择焉不精；一逢此证，方脉多委儿科，儿科即推痘医，辗转错误，致儿命不堪。此书使麻疹中要旨灿然大备。藉此救度活人，不可恒河沙计。天道六十年一小变，三百六十余年一中变，三千六百年一大变。古书虽精华具在，然时遗势易，气禀各殊，此书立论定方，别出心裁，权变有经，阴阳有序，洵可为生民救世之大书。任君伯衡云："世以痘瘡并为一科，而医家每言痘发于肾经，瘡发于肺经，大相径庭，今得是书（《麻疹全书》），如暗室一灯，洞明透彻。"

版本概况：《麻疹全书》现仅存清光绪三十一年（1905）汤鼎煊校刊本。《景岳全书》和《张氏医通》中已有录入。

由上可见，滑寿精研医理，勤于笔耕，其重视经典理论研究，并发挥之。其现存五部著作中，《读素问钞》是在《内经》基础上重新分类发挥而成。《难经本义》是源于《难经》发挥而成。《诊家枢要》《十四经发挥》《麻疹全书》，亦是在经典理论基础上，结合自身临床经验发挥而作。其中，

《十四经发挥》使针灸经络学说更加完善，《诊家枢要》《难经本义》将错综复杂的脉学理论结合临床，以言简意赅、形彰易明的文字表现，丰富了中医诊断学的内容，对后世脉学的发展起到了重要的推动作用。滑寿著作源于经典，又结合临证，其汲取经典精华，尊古而不泥古，发挥宏旨，探索新路，为后人学习经典提供了捷径。

滑寿

学术思想

一、学术渊源 🦢

滑寿医文精邃，诗韵雅健，长于乐府，曾应乡举，后弃功名，专心医术。其早从东垣，既而学于江苏名医王居中，复得山东名医高洞阳针术之真传。

（一）子识卓理融，先儒后医响杏林

1. 天下名医儒占多

"儒医"之称，首见于南宋洪迈的《夷坚志·甲志》卷二《谢与权医》，其中有载云："有蕲人谢与权，世为儒医。"而明·李梴在其所著《医学入门》卷首《历代医学姓氏》中，撰有《儒医》一篇，其云："秦汉以后，有通经博史，修身慎行，闻人巨儒，兼通乎医。"

俗云："儒学医，菜作齑。"此句话乃喻学医者当有较高的古文功底素养，方能较好地理解文诘义奥的中医经典，进而窥入医途门径。古代之儒医，在名医中所占比例较大。儒医们或先儒后医、先官后医、以官通医、以儒通医，或因病学医等。医圣张仲景，即是典型的儒医代表，相传其于"汉灵帝时举孝廉，官至长沙太守"。而同时代的华元化亦为儒医，《后汉书》卷八十二下《方术列传·华佗》载："游学徐士（今徐州），兼通数经，沛相陈珪、太尉黄琬均曾召其做官，皆不就。其通晓养性之术，精于医疗"。他如魏晋的皇甫谧，汉和帝时期的太医丞郭玉，西汉末年的楼护，元代滑寿、朱丹溪、葛可久、王安道，金元的窦杰，明代薛己、缪希雍、汪机、龚廷贤、杨继洲、李梴、吴又可、陈实功，清代的吴谦、尤在泾、薛生白、黄元御、喻嘉言、陈修园等，均乃儒医之代表，他们构成了中国医学史上蔚为壮观的儒医群芳谱。

儒医认为，深厚的儒学功底是学好中医的根本。如《外科正宗·五戒十要》中"十要"的第一"要"明言"先知儒理，然后方知医理。或内或外，勤读先古明医确论之书，须旦夕手不释卷，参明融化机变，印之在心，慧之在目，凡临证时自无差缪矣"。而儒家所提倡的"仁爱""尽心""重义轻利""知天""孝"等伦理思想更是医生人格素养的根本。医乃仁术，救民疾苦，行医治病正是儒家仁爱思想的体现。或许这便是"天下名医儒占多"的主要原因吧！历代儒医总结整理了大量的医学典籍，使得珍贵的医学古籍今日仍得以保存。同时，由于儒医善于写作，且数量较多，使得中医学著作颇丰，为后人留下了极其丰富而宝贵的医学遗产。可以说，儒医善于将医学理论或实践经验总结成文，对中医药学的传承与发展起着不可磨灭的贡献。

2. 儒医双绝响杏林

滑寿最初从韩说先生学习儒术。朱右《撄宁生传》载云："寿……性警敏，习儒书于韩说先生，日记千余言。操笔为文辞，有思致，尤长于乐府。"滑寿幼年极其聪慧，又精勤不倦，博涉群书，跟随儒学大家韩说先生学习儒学，为其转而习医奠定了坚实的古文基础。

儒医善于为文。这在滑寿身上多有体现。滑寿工于诗文，更精于医术，多才多艺。其性倜傥，喜交游，儒友颇多，常一起吟诗品茗。如《四明山志》中即录有滑寿在游玩四明山白水宫时所做之诗"流白水宫"。全诗如下："白水仙宫也罕逢，十年两度追陈踪；寒流光垂玉蟏蛛，晴峦秀削金芙蓉。临溪无鱼石磊磊，采药有路云溶溶。明当扶我九节杖，更来陟彼三台峰。"

滑寿在与儒学友人集会雅游的过程中，还常为人诊病。如明人许浩在《复斋日记》所载逸事："秋日，姑苏诸士人邀游虎丘山。一富家有产难，求挽回，诸士人不可。先生登阶，见新落梧桐叶，拾与之，曰'归即以水煎而饮之'。未登，报儿产矣。皆问此出何方。撄宁曰：'医者意也，何方之有。夫妊已十月，而产者气不足也。桐叶得秋气而坠，用以饮之，其气足矣，宁不产乎。'"

滑寿儒学功底深厚，擅于著书立说，具有较强的研究和写作能力，可以说，其儒学经历是其多篇医学著作问世的重要原因之一。而其医学著作，亦体现了其儒学经历，如将人体十四经脉周于身之隧穴缀以韵语，以押韵的歌诀表现出来，语言流畅，句式整齐，富有文采，朗朗上口，便于记诵和流传。滑寿的医学心得、理论功底，深得儒界、医界的敬仰。后人陈梦赉赞曰："当时之文人学士，若张翥、揭汯、朱右、戴良、丁鹤年和宋濂等，都与滑氏往来交游。揭汯、宋濂为滑氏撰写书序，朱右为他作传。推奖备至。"(《中国历代名医传·滑寿》)元·戴良赠诗曰："貌不加丰，体不加长，英英哗哗，其学也昌。蚤啄诗礼之精华，晚探《素》《难》之窈茫。推其有，足以防世而范俗；出其余，可以涤脏而涵肠。"(《九灵山房集·卷十八》)

滑寿重视经典理论，强调经络的重要性，临证看病不拘泥于理论，灵活施治、融会贯通，治病多奇中。其在中医理论和临床实践方面均取得了显著成就，素为医林称颂。

（二）汲各家之长，转益多师成名医

1. 从李东垣重视脾胃理论

李东垣的脾胃学说，对后世影响很大。滑寿早从东垣，不仅全面继承了李东垣的脾胃理论观点，又有进一步发挥。如其善用李东垣补中益气汤治疗阴火诸证。《古今医案按·怔忡》曾载："滑伯仁治一人，病怔忡善忘，口淡舌燥，多汗，四肢疲软，发热，小便白而浊，众医以内伤不足，拟进茸、附等药，未决。脉之虚大而数。曰：是由思虑过度，厥阴之火为害耳。

夫君火以名，相火以位，相火代君火行事者也。相火一扰，能为百病，百端之起，皆由心生。越人云：忧愁思虑则伤心。其人平生志大心高，所谋不遂，抑郁积久，致内伤也。服补中益气汤，朱砂安神丸，空心进小坎离丸，月余而安。"

2. 从王居中深研经典著作

青年滑寿随京口名医王居中习医。王居中长于治方脉术，尤其重视《黄帝内经》《难经》等中医经典著作。滑寿从其学习，则建议滑寿认真研习《黄帝内经》《难经》《伤寒论》等。在王居中的鼓励与影响之下，滑寿致力于注释、疏解古代医学经典著作，对《素问》进行摘抄并分类汇萃，对《难经》文字缺漏、编次错乱处进行校订并补注之，对《伤寒论》进行类编注释，历经十数年，著成《读素问钞》《难经本义》《伤寒例钞》等书。滑寿对经典之注释，发前人之所未发，扩前圣而启后贤，促进了中医理论发展。

3. 从高洞阳研习针灸之术

高洞阳，山东东平人，元代著名针灸大家。史无记载，但东平其地素多针灸名医。高洞阳长于子午流注、灵龟八法、方圆补泻之术，滑寿尽得其传。据《针灸大成》记载，滑寿"传针法于东平高洞阳，得其开阖流注交别之要。至若阴、阳、维、跷、带、冲六脉，皆有系属，而惟督、任二经，则包乎背腹，而有专穴，诸经满而溢者，此则受之，宜与十二经并论"。滑寿汲取《素问》《难经》《针灸甲乙经》等经典医籍中的相关内容，对人体十四经脉的循行路线、腧穴、位置等内容详论之，发展了经络学说，对后世影响巨大。

经过数年刻苦努力，滑寿不仅著作颇丰，同时更是一位名彻江南的"神医"，其"愈疴起瘤，活人居多"，"人争相迎，以得其一言，定死生为无憾"。可以说，滑寿不论在医学理论方面，还是在医学实践方面，都不愧为元代医林中之佼佼者。

二、学术特色

  滑寿在恩师王居中、高洞阳等的影响下，重视中医经典著作的学习。滑寿认为，医学之源出于岐黄，而天下之事，循其故则其道立，峻其源则其流长，学习中医必须在经典上下功夫，以掌握医学机要。其分别对《内经》《难经》等经典著作进行类编与注释，对经络理论进行深究，并重视脉诊在疾病诊疗中的重要性。其治学严谨，笔耕不辍，著作颇丰。现对其经典注释特色论述如下。

（一）类编疏解经典著作

1. 节略类编《素问》

  《类经》序中有云："粤稽逮古……元有滑撄宁之撮钞，鉴此四君子而后意决。"可见张景岳撰著《类经》时，以滑寿《读素问钞》为先导。《读素问钞》是第一本对《素问》进行分类的专著，使《素问》有了更系统的概念，对后世影响深远。现将其注释类编《素问》的特点阐述如下。

（1）重新分类《素问》，大胆钞而读之

  元代以前，虽有晋·皇普谧以《素问》《灵枢》为本，采用"使事相从"的归类法，使各书相类原文辑集一起，"删其浮辟，除其重复"，进行编次而成《针灸甲乙经》（又名《黄帝甲乙经》）。隋唐时期杨上善取法于晋·皇甫谧之《甲乙经》，将《素问》《灵枢》各篇，全部拆散，按其不同内容的性质，采用兼收并蓄分类法，合编而成《黄帝内经太素》。滑认为《素问》虽内容详备，然流传过程中，错简却多，杂散而不成系统。故其仿皇甫谧、杨上善，对《素问》重新分门别类。同时，并非将《素问》《灵枢》看作"炎炎金玉，字字珠玑"，而是选择性地吸收，对《素问》钞而

读之。滑寿先将《素问》进行删繁撮要，再以类相从，各就部居，进行编次，分作藏象、经度、脉候、病能、摄生、论治、色脉、针刺、阴阳、标本、运气、汇萃，凡十二类。明·汪机在《续素问钞·序》中赞云："删去繁芜，撮其枢要"，"非深于岐黄之学者不能也"，并补入注释。其后，又有丁瓒为之补注，名为《素问钞补正》。《读素问钞》是中外医学史上第一部对《素问》进行摘要分类的专著，此种对《素问》有选择的分类法，对后世医家具有很大的影响和启发，明代张景岳《类经》、李中梓《内经知要》、清代汪昂《素问灵枢类纂约注》、沈又彭《医经读》等，都参仿了滑寿的分类法。

（2）诠解分类标题，系统遴选经文

滑寿对《内经》经典原文进行分类，重新编排，并对每一类标题进行简要注释。以下分别概要论述《读素问钞》上卷、卷中、卷下的内容。

如卷上之一"藏象"类，滑寿注云："五脏以位，六腑以配，五行攸属，职司攸分，具藏象钞。"滑寿将《内经》中论述脏腑相关的内容汇总，如"藏象"一词出自《六节藏象大论》，滑寿将此论中所载藏象相关经文进行抄录，如"藏象何如……心者，生之本，神之变也。其华在面，其充在血脉，为阳中之太阳，通于夏气……"本段经文较为完整地论述了脏腑的基本性能及体表与自然界的外部征象，体现了形神关系和天人一体关系。接着，又将《素问·金匮真言论》《素问·阴阳应象大论》内容参合参并。将《素问·灵兰秘典论》中"十二脏之相使"的经文加以摘录，其用取类比象的方法，论述了五脏六腑的职司和心的主宰地位。将《素问·五脏生成》所论五脏与五体、五味等的关系进行摘要阐述。最后，滑寿又将《素问·宣明五气》《素问·五脏别论》《素问·三部九候论》的经文相并，摘录有关脏腑生理特性和生理功能的重要经文，将藏象学说的核心内容，统一汇聚在第一类"藏象"中，以示"藏象"的重要性。利于读者进行研读，可以随时联系比较，提纲挈领突出重点，易于学习。

滑寿在"藏象"类后，又将《内经》中论述人身"经脉"的相关经文搜集选录为卷上之二"经度"类。在"经度"类篇中，滑寿注云："周乎身惟经度，荣卫注焉，吉凶寓焉。其注、其寓、其审察之，具经度钞。"在本篇中，滑寿首先选录《素问·血气形志论》的相关经文，论述三阴经、三阳经相为表里；选录《素问·阴阳离合论》的相关经文，论述阴、阳经脉之离、合；选录《素问·皮部论》的相关经文，论述十二皮部，并以之测知经络受邪，以及疾病性质等；选录《素问·骨空论》相关经文，论述冲、任、督脉之为病。

卷上之三"脉候"类，滑寿注云："日月行天，厥候有常，薄蚀侵饵，愆乎于常也，脉于人身有常候焉，愆则见之，具脉候钞。"滑寿以日月运行规律比喻人身脉之运行有常有变。此卷中，滑寿首选《素问·脉要精微论》中诊脉方法以及论述时令、疾病的关系等经文，又将《素问·玉机真脏论》与《素问·平人气象论》相关经文归并，以论平人之脉、病人之脉、妊娠之脉以及五脏脉与四时之关系等内容。选取《素问·阴阳别论》中的经文，讨论脉象及其主病。选取《素问·六节藏象论》中论述人迎、气口、关格之脉的相关经文。选取《素问·至真要大论》中论述六经之气到来时的脉象等内容。选取《素问·大奇论》中关于从脉象变化来分析某些疾病病机和预后等内容。《内经》中言"脉"的内容极其丰富，卷之三把《素问》中有关"脉"之经文汇总，对选取的内容有层次的择录，大凡脉候的基本原则、临床应用等，由简及繁，知常达变地做了多方面的整理、抄录，几乎涉及《素问》的所有脉学内容，便于后世学习。

卷上之四"病能"类，滑寿注云："六气之淫，七情之祟，是动所生，奸在荣卫，具病能钞。"滑寿将《素问》中有关疾病病位、病因、病机的相关内容汇总为"病能"类。其首先选录《素问·至真要大论》中病机十九条的相关经文；又选录《素问·风论》中关于风邪为病的经文，诸如论述风邪的性质、治病特点，以及多种风病的病因、病机、分类、症状和诊察方法等；选录《素问·痹论》论述痹病病因、病机、症状、分类、治法的相关经文；选录《素问·痿论》中关于痿病的相关经文，论述痿躄、脉痿、筋痿、肉痿、骨痿等五种痿证的病因、病机、证候、鉴别要点及治疗原则等；选录《素问·厥论》《素问·五脏生成》《素问·评热病论》中关于厥病的相关经文，论述厥证的成因、分类、病机、证候等；选录《素问·评热病论》中论述因风和热侵袭所致阴阳交、肾风的成因、病机、预后等经文；选录《素问·热论》中论述热病的概念、成因、主证、传变规律、治疗大法、禁忌和预后等经文；选录《素问·疟论》中论述疟疾的病因、病机、症状、治疗等经文；选录《素问·咳论》中论述咳嗽的成因、症状、传变、治疗等经文；选录《素问·举痛论》中论述各种卒痛证候、病因、病机、症状等经文；选录《素问·生气通天论》中论述四时气候、饮食五味影响脏腑致病、阴阳失调所致疾病等经文；选录《素问·玉机真脏》中关于真脏脉象、虚实决生死等经文；选录《素问·脉要精微论》中关于五脏职守与五脏失职、望诊以判断病情等经文；选录《素问·五脏生成》中关于下虚上实、下实上虚所致疾病等经文；选录《素问·阴阳别论》中以阴阳诊断疾病，以及六经发病之症状等经文；选录《素问·经脉别论》中关于下虚上实、下实上虚所致疾病等经文；选录《素问·皮部论》中关于外邪侵犯人体先皮毛，后络脉，再经脉，最后内传脏腑的传变途径等经文；选录《素问·逆调论》中关于寒热、骨痹、逆气等病变经文；选录《素问·病能论》中关于胃脘痈、卧不安、不得偃卧、颈痛、阳厥、酒风等病的经文；选录《素问·水热穴论》中关于水病的经文；选录《素问·平人气象论》中关于诊断水病、黄疸、胃疸等病的经文；选录《素问·通评虚实论》中关于肠澼、癫疾、消瘅、仆击等疾患的病因及所表现的症状的经文；选录《素问·腹中论》关于臌胀、血枯、伏梁等腹中疾患的经文；选录《素问·奇病论》关于息疾、厥逆头痛、脾瘅、胆瘅等病的病因、病机、症状、治法等的经文。在此卷中，滑寿选录《素问》中涉及各种疾病的23个篇章的经文加以汇总，根据经文所述内容，调整经文顺序，便于读者理解相关条文。

卷中之一"摄生"类，滑寿注云："天地能生人，人能养人，全真导气，人自为养也，天地弗与焉，具摄生钞。"指出养生当顺应天地自然之性，心向内求，是为根本。其将《素问》中有关养生的内容汇总为"摄生"类。滑寿分别选录《上古天真论》《生气通天论》《阴阳应象论》中有关内容，把《素问》中有关养生的经文系统的归类汇总。

卷中之二"论治"类，滑寿注云："干戈甲胄以治乱也，礼乐教化以治治也，醴醪御治人疾也，具治钞。"滑寿分别以行军打仗之干戈、甲胄，以道德伦理的礼乐教化，譬喻治病之大法。在本类中，滑寿首选《素问·异法方宜论》关于地理环境、自然气候、生活习惯不同与治疗大法之关系的经文，强调治疗疾病当因地、因时、因人治宜。紧接此论，滑寿选取《素问·阴阳应象大论》中关于疾病之传变规律，感受邪气当早期治疗，诊治疾病当辨别疾病阴阳、气血、上下、表里、轻重、虚实等经文；又选取《素问·汤液醪醴论》关于上古、中古、暮世治病之不同，疾病与神气的关系等经文；选取《素问·移精变气论》关于治病祛邪当及时等内容；选取《素问·脏气法时论》关于五脏之气的生理活动及其发病与四时五行关系、五脏病症状及其治疗等经文；选取《素问·玉机真脏论》关于治病时当从形、气、色、脉之间的关系来辨别疾病治疗的难易及预后好坏等内容；选取《素问·腹中论》关于消中病的禁忌等内容；选取《素问·五常政大论》关于气候、地理对人体影响及其治疗，有毒药和无毒药的服用规则，无盛盛、无虚虚的治疗原则，病后调养方法等内容；选取《素问·六元正纪大论》关于客气、主气对用药的影响，治疗必须顺从四时之寒热温凉等内容；选取《素问·至真要大论》关于处方的君臣佐使配伍，五味的作用，寒热虚实治法等内容；选取《素问·四气调神大论》关于治未病的预防思想等条文；选取《素问·五脏别论》关于医生临证时的正确做法等内容。滑寿在"论治"类中，将《素问》有关疾病治疗法则相关内容归类，使后学者一目了然。

卷中之三"色诊"类，滑寿注云："纲纲缊缊，迎渊瞻云，吉凶之徵，机存乎人。具色诊钞。"滑寿以自然之现象比喻色诊的重要性。在本类中，滑寿首先选取《素问·移精变气论》中关于色、脉是诊病的关键等内容；又选《素问·脉要精微论》中关于面、目的望诊，旧病从五脏发动之色、脉等经文；选取《素问·五脏生成》关于五脏气色见于面部等经文；选取《素问·玉版论要》关于面容的五色变化等经文；选取《素问·经络论》关于经络色泽变化等经文；选取《素问·举痛论》关于望诊以查病情等经文；选取《素问·阴阳应象大论》中关于善诊者当察病人之色、脉等经文；选取《素问·诊要经终论》关于十二经脉气绝败坏症候等经文；选取《素问·示从容论》关于以年龄比类三藏等经文。最后，又选取《素问·玉机真脏论》关于诊脉之精神在于"神"等内容。综上，滑寿将《素问》中有关色诊的经文归类，使后学者一目了然，便于连贯学习。

卷中之四"针刺"类，滑寿注云："九针法星，利人九藏，决凝疏滞，渊乎哉针。具针刺钞。"《灵枢·官针》："九针之宜，各有所为；长短大小，各有所施也，不得其用，病弗能移。"《灵枢·九针论》："九针者，天地之大数也，始于一而终于九。故曰：一以法天，二以法地，三以法人，四以法时，五以法因，六以法律，七以法星，八以法风，九以法野。""自天忌至末，皆用针者之当知，故并及之。"天人一体，九针用九，上以应天，下以应人之脏腑。故施行针术，当观天时，如七星、七政等对人体均有极大的影响，用针之时，必当考虑之。九针可以激发人体生命的本元，疏通周身之血脉，气血流畅而调和阴阳。针术奥妙不可测。滑寿在"针刺"类中，汇集《内经》中重要条文，以明针刺之奥妙。滑寿的针灸专著《十四经发挥》，更能体现其对针灸学的学术贡献，可参考有关篇章。

卷下之一"阴阳"类，滑寿注云："阴阳者，造化之权，舆物各有阴阳，人云乎哉，具阴阳钞。"天地之道，以阴阳二气而造化万物；人生之理，以阴阳二气而长养百骸。阴阳者，乃中医辨证之魂。滑寿将《素问》中有关论述阴阳的重要经文归于本类。本类中分别选取《素问·阴阳应象大论》《素问·生气通天论》《素问·金匮真言论》等篇章中的经文，以示阴阳的重要性。

卷下之二"标本"类，滑寿注云："标本，根干之喻也。草木得根干，则生意行，阴阳瘥。知标本，则治道明，具标本钞。"标，上首也；本，根元也。治病当知标本。本卷之中，滑寿首先选取《素问·标本病传论》关于论述疾病标本关系及其治法的相关经文，又选取《素问·至真要大论》中六气标本及其治法的相关经文，汇总了《素问》中论述与标本相关的经文，使读者一目了然。

卷下之三"运气"类，滑寿注云："五运六气，天地之纪用也。生物芸芸，介乎两间，同纪用者斯人尔，具运气钞。"运气论，是中医整体学说的重要内容之一，《内经》重视五运六气，强调人与自然相通。唐代王冰所著《元和纪用经》以五运六气之理阐明医理药性。滑寿认为，五运六气是天地运行之根本，其从运气角度将《素问》中有关运气的重要条文汇聚为"运气"类。本卷中，滑寿选取《素问·六节藏象论》《素问·天元纪大论》《素问·五运行大论》《素问·六微旨大论》《素问·六元正纪大论》《素问·至真要大论》等篇的经文，并根据经文内容调整相关条文顺序。经文内容涉及用以确定天度、气数的六六之节和九九制会，太过、不及、平气的岁气变化，五运六气变化对人体的影响，与万物生化的关系，主岁主时加临之六气，天地之气胜复等。五运六气，是《素问》的重要内容之一，更是中医临床的指导思想之一，滑寿将《素问》中的五运六气之论加以汇总，更有利于学习时参考。

卷下之四"汇萃"类，滑寿注云："辞不可属，事不可比，森乎众也，具汇萃钞。"汇萃者，汇集也……本卷内容颇丰，先后选取了《素问·上古天真论》关于论述人之生、长、壮、老的生理年龄及各时期身体内外之变化的经文；选取《素问·六节藏象论》关于论述大之五气、地之五味的经文；选取《素问·四气调神大论》关于论述天气之规律、圣人当从之的经文。选取《素问·痹论》关于论述阴气等的经文；选取《素问·五常政大论》关于论述神机、气立的经文；选取《素问·三部九候论》关于论述三部、九候等的经文；选取《素问·举痛论》关于论述七情致病等的经文；选取《素问·疏五过论》关于论述诊治疾病时当结合患者的社会地位、饮食居处、精神状态、发病经过、天时等的经文；选取《素问·征四失论》关于论述医者在临证中的四种过失的经文；选取《素问·金匮真言论》关于论述人体疾病的发生与外界环境、四时气候变化的关系等经文；选取《素问·五脏生成》关于论述脉、髓、筋、血、气以及五味与五脏间的相互关系等的经文；选取《素问·宣明五气论》关于论述五味所入、五气所病、五精所并、五脏所恶、五脏化液、五味所禁、五病所发、五邪所乱、五邪所见、五脏所藏、五脏所主、五劳所伤、五脉应象等内容的经文；选取《素问·脏气法时论》关于论述五色、五味及五谷、五果、五畜、五菜对五脏之所宜等的经文；选取《素问·刺志论》关于虚实要领等的经文；选取《素问·阴阳应象大论》关于论述致病因素分内、外因，五邪过胜致病等的经文；选取《素问·太阴阳明论》关于论述太阴、阳明两经的异位、异病等的经文；选取《素问·玉机真脏论》关于论述五脏疾病的传变等的经文；

选取《素问·方盛衰论》关于论述形气关系等的经文；选取《素问·宝命全形论》关于论述病邪深入骨髓等的经文；选取《素问·脉要精微论》关于论述阴阳失常预测梦境等的经文。由上可见，本卷中涉及生理、病因、病机、经络等，内容颇广，滑寿将其统一归至"汇萃"类。

综上，滑寿谙熟《内经》，删繁择要，对《素问》条文"各以类从，秩然有序"，起到了钩元提要的目的。明·程文杰盛赞此书云："医之有《素问》，犹吾儒之有《四书》，不读《素问》，不知病源；不读《四书》，不知道理。时医只知检方疗疾，不知病源，误人多矣。许昌滑伯仁氏《读素问钞》九卷，其删取之精，编辑之审，其功犹程、朱二夫子之于《四书》也。"

（3）精审训释文字，力求理通义顺

前文有论，滑寿由儒及医，有着深厚的古文功底。其在类编《素问》时，对《素问》进行了认真的校释。于文义苦涩难通之处详细加以考校注释。其校勘的内容，涉及误文、脱文、衍文、异文、存疑等多个方面。其注释的内容，包括释词、注音、释通假、释文句、提示要点、串讲文义、阐发医理等方面。如《素问·脏气法时论》："开腠理，致津液，通气也。"滑寿曰："此一句九字，疑原是注文。"《素问·金匮真言论》："北方黑色，入通于肾，开窍于二阴，藏精于肾，故病在溪。"其中，"病在溪"，王冰注云："肉之大会曰谷，肉之小会曰溪。溪乃小分之肉，连于筋骨之间，是肾主骨，而溪乃骨气所生之分肉也。"滑寿认为，王冰之注不能很好地明了病位，故补注曰："溪犹溪谷，言深外也，故病在深外。"滑寿在王冰注的基础上，对病位进行了诠释。二位医家之注互参，使经文大义豁然。《素问·五脏生成》"徇蒙招尤"，对于此句，滑寿摈弃王冰之注，其详加考注，注云："当作眴蒙招摇"，认为徇、眴声近，摇、䍃古通用，故误眴为徇。又结合上下文"目冥耳聋"，可见徇当为眴也。而"尤"，乃古字"䍃"，通"摇"。《读素问钞·卷上之四·病能》："仆击偏枯痿厥，气满发逆，甘肥贵人，则高粱之疾也。隔则闭绝，上下不通，则暴忧之病也。暴厥则聋，偏闭塞不通，内气暴薄也。不从内外中风之病，故瘦留著也。"王冰认为，"高，膏也。梁，粱字也。跖，谓足也。夫肥者令人热中，甘者令人中满，故热气内薄，发为消渴、偏枯、气满逆也。逆者，谓违背常候，与平人异也。然忧愁者，气闭塞而不行，故隔塞痞闭，气脉断绝，而上下不通也。气固于内，则大小便道偏不得通泄也。何者？脏腑气不化，禁固而不宣散，故尔也。外风中人，伏藏不去，则阳气内受，为热外燔，肌肉消烁，故留薄肉分，消瘦而皮肤着于筋骨也。湿胜于足则筋不利，寒胜丁足则挛急，风湿寒胜则卫气结聚，卫气结聚则肉痛，故足跛而不可履也。"滑寿训释为："滑注：高粱之疾，暴忧之病，内气暴薄，此三者不从内外中风之病，谓非外伤也。以非外伤，故为病留瘦住著，不若风家之善行数变也。瘦当作'廀'，如'人焉廀哉'之'廀'。廀，匿也。故下文云：蹠跛，寒风湿之病也。此则从外伤而言。厥谓气逆；高，膏；粱，粱也。夫肥者令人热中，甘者令人中满，故热气内薄发为消渴、偏枯。气满逆也，逆谓违悖常候，与平人异也。然忧愁者，气闭塞而不行，故膈塞否闭，气脉断绝而上下不通也。脏腑之气不化，禁固于内而不得宣散，故大小便道偏不通泄也。膏粱、暴忧及内气暴薄，此三者非风之中于内，亦非风之伤于外，故廀匿住著而不去也。"

（4）重视临床实践，明释方药之用

滑寿精于临证，其注释《素问》经文，常结合临床实践加以阐发，使经文更加鲜明生动。如《读素问钞·卷中之二》："夫五味入胃，各归所喜，攻酸先入肝，苦先入心，甘先入脾，辛先入肺，咸先入肾。久而增气，物化之常也。气增而久，夭之由也。"滑寿注云："物盛则衰，理当然也。"其结合临床经验，引用王冰之注："入肝为温，入心为热，入肺为清，入肾为寒，入脾为至阴而四气兼之，皆为增其味而益其气，故各从本脏之气用耳。

故久服黄连、苦参而反热者，此其类也，余味皆然。但人意疏忽不能精候耳。故曰：久而增气，物化之常也。气增不已，益以岁年，则脏气偏胜。气有偏胜则有偏绝，脏有偏绝则有暴夭者，故曰：气增而久，夭之由也。何者？药不具五味，不备四气，而久服之，虽且获胜益，久必至暴夭，此之谓也。绝粒服饵则不暴亡，何哉？无五谷物味资助故也。复令食谷，其亦夭焉。"本卷又曰："反治何如？曰：热因寒用，寒因热用，塞因塞用，通因通用，必伏其所主，而先其所因，其始则同，其终则异，可使破积，可使溃坚，可使气和，可使必已。"滑寿注云："夫大寒内结，蓄聚疝瘕，以热攻除，寒格热反纵，反纵之则痛发尤甚，攻之则热不得，前方以蜜煎乌头佐之，以热蜜多，其药服已便消，此谓热因寒用也。有火气动，服冷已过，热为寒格而身冷呕哕、嗌干、口苦、恶热、好寒，众议为热，冷治则甚，其如之何？则热物冷服，下嗌之后，冷体既消，热性便发，由是病气随愈，呕哕皆除，醇酒冷饮，则其类矣。此谓热因寒用也。又病热者，寒攻之则不入，以豆豉诸冷药酒渍，或温而服之，酒热气同，固无违忤，酒热既尽，寒药已行，从其服食，热便随散，此则寒因热用也。或以诸冷物热剂和之，如热食猪肉及粉葵乳，以椒姜橘热剂和之，是亦寒因热用也。又热在下焦治亦然。假如下气虚乏，中焦气壅，胠胁满甚，食已转增，今欲散满则恐虚其下，补下则满甚于中，或谓不救其虚，且攻其满，药入则减，药过依然。故中满下虚，其病常在，乃不知疏启其中，峻补于下，少服则资壅，多服则宣通，由是而疗，中满自除，下虚斯实，此则塞因塞用也。又大热内结，注泄不止，热宜寒疗，结复不除，以寒下之，结散利止，此则通因通用也。又大寒凝内，久利溏泄，愈而复作，绵历数年，以热下之，寒去利止，亦其类也。投寒以热，凉而行之；投热以寒，温而行之。始同终异，斯之谓也。《经》云：治热以寒，温而行之；治寒以热，凉而行之。亦热因寒用，寒因热用之义也。"此段注释中，滑寿从方剂服药、服后症状，以及

用生活饮食常识等通俗易懂的语言解释经文，使读者更为理解经文，不为
奥义所惑。又如"必先岁气，勿伐天和"一句经文，滑寿首先引用《难经》
所言"春夏各致一阴，秋冬各致一阳"，又引用朱觥语："桂枝汤、麻黄汤春
夏各有所加，如东垣之用冷药，义本诸此。"以经典之桂枝汤、麻黄汤之临
证加减法，及李东垣用药法解释本句经文，若无很好的临证经验，焉能释
文如此妙哉！

（5）释文以经解经，力求近于本义

滑寿在分类《素问》经文时，又常引用经义解释经文，力求达于经文
本义。如《读素问钞·卷上之四》曰："春伤于风，邪气留连，乃为洞泄。
夏伤于暑，秋为痎疟。秋伤于湿，上逆为咳，发为痿厥。冬伤于寒，春必
病温。四时之气，更伤五脏。"滑寿注云："'阴阳应象'曰：春伤于风，夏
生飧泄；夏伤于暑，秋必痎疟；秋伤于湿，冬生咳嗽；冬伤于寒，春必病
温。与上论大同小异。"

又如《读素问钞·卷中之四》曰："岐伯曰：善用针者，从阴引阳，从
阳引阴，以右治左，以左治右，以我知彼，以表知里，以观过与不及之
理，见微则过，用之不殆。"此段经文，滑寿注曰："愚谓'从阴引阳'二
句，乃阳病治阴，阴病治阳也。'以右治左'二句，乃以左引右，以右引左
也。'五常政大论'云：气反者，病在上取之下，病在下取之上，病在中旁
取之，即此义也。以我知彼，欲体察也。以表知里，达内外也。过与不及，
总结上文，观夫阴阳左右表里之过与不及也。是以善针者，不待病形已具
方知过与不及，若微见征兆便知脏腑之过差矣。深明如此，用针岂至于危
殆哉！"本段注释中，滑寿引用《素问·五常政大论》语，以佐证本段经文
之义，力求接近经文原义。

综上所述，滑寿选录《素问》中的重要内容，分为十二类，其注释经
文虽文字不多，然释文简要精准，力求理通义顺，重视临床实践，明释方

药之用，更能以经解经，力求达于经文本义。滑寿对《素问》分门别类，钞而读之，对中医学子而言，较之按篇习诵，更易提纲挈领地掌握《素问》。《读素问钞》不仅开节要类编《素问》之先河，影响了后世无数医家，如明·汪机的《续素问钞》，明·张景岳的《类经》等。滑寿的《读素问钞》影响着明、清两代的经学研究，直至今日，仍是学习《素问》的一部重要参考书目。

2. 详证精辨《难经》

《难经》"扩前圣而启后贤"（滑寿语），乃"医经之心髓，救疾之枢机"，为医家之大经。粤稽往古，注释《难经》之版本甚众，而滑寿的《难经本义》广征博引，结合己见，对《难经》进行了全面注释，其刊本甚多，对后世影响较大。现将其注释《难经》特色概述如下。

（1）溯其本求其源，逐一考释各难

滑寿认为，《难经》本源于《内经》，而先贤注释《难经》，皆未考其所出。滑寿阐释《难经》，本源《内经》以求其理之根，旁涉诸家以畅其义，参己心得以求其用。诚如滑寿所云："本《素问》《灵枢》之旨，设为问答，以释疑义，其间营卫度数，尺寸部位，阴阳五行，脏腑内外，脉法病能，与夫经络流注，针刺俞穴，莫不该备。"

虽然《内经》中寸口诊法早有论述。如《素问·平人气象论》所云："欲知寸口太过与不及，寸口之脉中手短者，曰头痛；寸口之脉中手长者，曰足胫痛；寸口脉中手促上击者，曰肩背痛；寸口脉沉而坚者，曰病在中。"《难经》在《一难》中进一步明确指出了独取寸口的理论。如《一难》曰："十二经皆有动脉，独取寸口，以决五脏六腑死生吉凶之法，何谓也？然，寸口者，脉之大会，手太阴之脉动也。（然者答辞，诸篇仿此。）人一呼脉行三寸，一吸脉行三寸，呼吸定息，脉行六寸。人一日一夜，凡一万三千五百息，脉行五十度，周于身，漏水下百刻，荣卫行阳二十五度，

行阴亦二十五度，为一周也。故五十度复会于手太阴。寸口者，五脏六腑之所终始，故法取于寸口也。"

滑寿在《难经本义》中，多次引用《内经》原文并论证之。其曰："寸口，谓气口也，居手太阴鱼际，却行一寸之分，气口之下曰关、曰尺云者，皆手太阴所历之处。而手太阴又为百脉流注，朝会之始也。"此段注文指出了诊脉独取寸口的机理。滑寿又注曰："《五脏别论》：帝曰：气口何以独为五脏主？岐伯曰：胃者，水谷之海，六腑之大源也。五味入口，藏于胃，以养五脏气，而变见于气口也。《灵枢》第一篇云：脉会太渊。《玉版论要》云：行奇恒之法，自太阴始。注谓先以气口太阴之脉，定四时之正气，然后度量奇恒之气也。《经脉别论》云：肺朝百脉。又云：气口成寸，以决死生。合数论而观之，信知寸口当手太阴之部，而为脉之大会明矣。此越人立问之意，所以独取夫寸口，而后世宗之，为不易之法。著之篇首，乃开卷第一义也。"同时，滑寿更引用《素问·平人气象论》："人一呼脉再动，一吸脉再动，呼吸定息脉五动，闰以太息，命曰平人。"指出平人之脉动。又进一步注曰："故平人一呼脉行三寸，一吸脉行三寸，呼吸定息，脉行六寸，以呼吸之数言之，一日一夜凡一万三千五百息。以脉行之数言之，则五十度周于身，而荣卫之行于阳者二十五度，行于阴者亦二十五度，出入阴阳，参考互注，无少间断。五十度毕，适当漏下百刻，为一晬时。又明日之平旦矣，乃复会于手太阴。此寸口所以为五脏六腑之所终始，而法有取于是焉。盖以荣卫始于中焦，注手太阴、阳明，阳明注足阳明、太阴，太阴注手少阴、太阳，太阳注足太阳、少阴，少阴注手心主、少阳，少阳注足少阳、厥阴，计呼吸二百七十息，脉行一十六丈二尺，漏下二刻，为一周身，于是复还注手太阴。积而盈之，人一呼一吸为一息，每刻一百三十五息。每时八刻，计一千八十息。十二时九十六刻，计一万二千九百六十息。刻之余分，得五百四十息，合一万三千五百息也。

一息脉行六寸，每二刻二百七十息，脉行一十六丈二尺。每时八刻，脉行六十四丈八尺，荣卫四周于身。十二时，计九十六刻，脉行七百七十七丈六尺，为四十八周身。刻之余分，行二周身，得三十二丈四尺。总之，为五十度周身，脉得八百一十丈也。此呼吸之息，脉行之数，周身之度，合昼夜百刻之详也。行阳行阴，谓行昼行夜也。"滑寿在此段注文中，对人身脉之运行法度进行了详细的论述。

又如，注释《难经·三难》时，滑寿引用《素问·六节藏象论》及《灵枢·终始》《灵枢·五色》，以论关格。其云："太过不及，病脉也。关格覆溢，死脉也。关格之说，《素问·六节藏象论》及《灵枢》第九篇、第四十九篇，皆主气口人迎，以阳经取决于人迎，阴经取决于气口也。今越人乃以关前关后言者，以寸为阳而尺为阴也。"

在注释《难经》其他"诸难"时，滑寿亦大量引用《素问》《灵枢》经文，以经释经，并结合自己的见解，注释考证之，使得《难经》经文理有源而论有据。如在注释《七难》《十五难》《十六难》时，引用《素问》之语以论脉；在注释《十一难》《十二难》时，引用《灵枢》之语以经论证五脏脉气；在注释《十三难》时，引用《灵枢》之语以论色脉；在注释《十六难》时，又引用《灵枢》之语以论证"噫"之原义。此外，在注释《二十四难》《三十难》《三十一难》《三十七难》《四十二难》《四十三难》《四十六难》《四十七难》《四十九难》《五十八难》《五十九难》《六十难》《六十一难》《六十六难》《六十八难》《六十九难》《七十六难》《七十七难》《七十九难》《八十一难》等，皆引用《灵枢》之语以探究经文源流本末。

滑寿引用《内经》以求其理之根，同时旁涉诸家以畅其义。如注释《难经·二难》时，引用《说文》之语以论证之；注释《难经·三十六难》时，引《项氏家说》之语以论肾与命门之说；注释《难经·二十三难》时，除引用《灵枢》之语，又引用《考工记》以论证之；注释《二十四难》时，

引用《论衡》以论疾病之预后；注释《二十五难》时，引谢晋孙语、虞庶
之语，以论命门与三焦；注释《四十难》时，引陈瑞孙之语，以论五脏所
主；注释《四十五难》时，引谢晋孙之语以论三焦，又引陈瑞孙之语以论
八会；注释《四十八难》时，引《脉经》及谢晋孙、杨玄操之语以论脉之
虚实；注释《四十九难》时，引谢晋孙之语以论"伤脾"，引《左氏传》
以论五邪；注释《五十一难》时，引纪天锡之语以论腑病、脏病；注释
《五十二难》时，引丁德用之语以论腑脏发病；注释《五十三难》时，引
纪天锡之语以论七传，引吕广之语以论间脏，更结合《素问》《灵枢》之语
以论证之；注释《五十五难》时，引杨玄操、周仲立之语以论积、聚；注
释《五十七难》时，引谢晋孙、陈瑞孙之语以论小肠泄、大肠泄、大瘕泄、
胃泄、脾泄；注释《五十八难》时，引纪天锡之语以论伤风、伤寒、湿温、
热病、温病，引谢晋孙之语，引庞安常《伤寒总病论》，以论中风、伤寒、
湿温、热病、温病之脉，引《外台秘要》之语以论伤寒虚实预后；注释
《六十一难》，引袁坤厚语以论五脏五声；注释《六十二难》，引虞庶语以论
脏之井荥；注释《六十三难》，引《公孙洪传》、陈瑞孙之语，以论"五脏
六腑荥合，以井为始"之缘由；注释《六十四难》引《易》及丁德用之语，
以论十天干与井荥输经合之配属缘由；注释《七十二难》，引陈瑞孙之语以
论迎随补泻之法，引杨玄操之语以论调气之方；注释《七十五难》，引陈瑞
孙之语，以论"东方实，西方虚"之理。

　　《难经本义》一书中，滑寿分别引用东汉张仲景《伤寒杂病论》、西
晋·王叔和《脉经》、唐·孙思邈《千金方》、唐·王焘《外台秘要》、
宋·刘温舒《素问入式运气论奥》、宋·庞安时《补伤寒书》、元·刘开
《方脉举要》、金·李杲《内外伤辨》、元·王好古《此事难知》、吴·吕广
《难经注解》、吴·杨玄操《难经注释》、宋·丁德用《难经补注》、宋·虞
庶《难经注》、宋·周与权《难经辨正释疑》、宋·王宗正《难经注义》、

金·纪天锡《难经注》、金·张元素《药注难经》、元·袁坤厚《难经本旨》、元·谢缙孙《难经说》、元·陈瑞孙《难经辨疑》等20余位医家的著作,可谓广征博引。滑寿参诸医家同时,更结合己见,对《难经》八十一难分别进行详注精辨。其不仅继承了元以前各家注解《难经》的成就,同时,其独特的注释方法以及对《难经》医理的阐释,对后世产生了深远的影响。

(2)虽本《内经》之源,更探内涵之异

滑寿注释《难经》,博引《内经》原文。虽然滑寿认为《难经》本源《内经》,却非徒信《内经》之义,其对《难经》的注释,结合上下文主旨而阐发之。如关格之说,虽然《内经》和《难经》中均有描述,然滑寿经过认真的考证,认为两部书中所指实有不同。《素问·六节藏象论》:"故人迎一盛病在少阳,二盛病在太阳,三盛病在阳明,四盛以上为格阳。寸口一盛病在厥阴,二盛病在少阴,三盛病在太阴,四盛以上为关阴。人迎与寸口俱盛四倍以上为关格,关格之脉赢,不能极于天地之精气,则死矣。"此论中所谓关格,指人迎与寸口之脉象,为人迎与寸口俱盛极,系阴阳离决之危象。《难经·三难》:"三难曰:脉有太过,有不及,有阴阳相乘,有覆有溢,有关有格,何谓也。然,关之前者,阳之动也,脉当见九分而浮。过者,法曰太过,减者,法曰不及。遂上鱼为溢,为外关内格,此阴乘之脉也。关以后者,阴之动也,脉当见一寸而沉。过者,法曰太过,减者法曰不及。遂入尺为覆,为内关外格,此阳乘之脉也。故曰覆溢。是其真脏之脉,人不病而死也。"此论中所云关格却指真脏之脉,与《内经》所指内涵大不相同。《难经·三难》所云关格专指病脉,乃阴阳异变所致。滑寿注云:"《素问·六节藏象论》……皆主气口人迎……外关内格,谓阳外闭而不下,阴从而内出以格拒之,此阴乘阳位之脉也……内关外格,谓阴内闭而不上,阳从而外入以格拒之,此阳乘阴位之脉也……此篇言阴阳之

太过不及，虽为病脉，犹未至危殆。若遂上鱼入尺，而为覆溢，则死脉也。此'遂'字最为切紧，盖承上起下之要言。不然，则太过不及，阴阳相乘，关格覆溢，浑为一意，漫无轻重矣。或问：此篇之阴阳相乘，与二十篇之说同异？曰：此篇乃阴阳相乘之极而为覆溢，二十篇则阴阳更相乘而伏匿也。'更'之一字，与此篇'遂'字，大有径庭。更者，更互之更。遂者，直遂之遂。而覆溢与伏匿，又不能无辨。盖覆溢为死脉，伏匿为病脉，故不可同日语也……《三难》言阴阳之变。"由此注释中可以看出，滑寿虽认为《难经》本源《内经》，然对于具体条文，则是结合义义具体分析之。"盖《难经》所引经言，多非灵、素本文。盖古有其书，今已亡佚而已"（明·吕复《难经附说·自序》）。

（3）深入细致校勘，疏通经文原义

滑寿在注释《难经》经文之时，重视校勘，对经文中的注音、句义、错简误文等，逐一进行注释。

首先，滑寿对《难经》经文中字、词的正确读音特别重视。认为读音正确方能正确理解经文原义。滑寿首先对《难经》之"难"字的读音进行注释，在《难经汇考》中，其云："圭斋欧阳公曰：切脉于手之寸口，其法自秦越人始，盖为医者之祖也。《难经》先秦古文，汉以来《答客难》等作，皆出其后。又，文字相质，难之祖也……宋治平间，京兆黎泰辰序虞庶《难经注》云：世传《黄帝八十一难经》，谓之难者，得非以人之五脏六腑隐于内，为邪所干，不可测知，唯以脉理究其仿佛邪？若脉有重十二菽者，又有如按车盖而若循鸡羽者，复考内外之证以参校之，不其难乎！（按欧、虞说，则'难'字当为去声，余皆奴丹切。）"滑寿引诸家之言，得出"难"当读为去声。又如，《难经·十九难》："经言脉有逆顺，男女有恒，而反者，何谓也？"滑寿注释云："恒，胡登反，常也。""脉有逆顺，据男女相比而言也。男脉在关上，女脉在关下；男子尺脉恒弱，女子尺脉恒盛，

042

此男女之别也。逆顺云者，男之顺，女之逆也；女之顺，男不同也。虽然，在男女则各有常矣。反，谓反其常也。"《难经·二十二难》："气主呴之，血主濡之。"滑寿注释云："香句反。濡，平声。呴，煦也。"滑寿指出，"呴"注音反切，音"香句"，即"xu"，释义为"气煦嘘往来，薰蒸于皮肤分肉也"。濡，音"ru"，释义为"濡润筋骨，滑利关节，荣养脏腑也"。《难经·二十四难》中，"故骨髓不温，即肉不着骨，骨肉不相亲，即肉濡而却，肉濡而却，故齿长而枯"一句，其中的"濡"字，与《二十二难》读音则不同。此句中的"濡"为假借，滑寿注云："濡，读为软。肾其华在发，其充在骨，肾绝则不能充于骨，荣于发。肉濡而却，谓骨肉不相着而肉濡缩也。"《难经·三十一难》中，"其治在脐旁"句，滑寿注释云："上焦其治在膻中，中焦其治在脐旁天枢穴，下焦其治在脐下一寸阴交穴。治，犹司也，犹郡县治之治，谓三焦处所也。或云治作平声读，谓三焦有病，当各治其处，盖刺法也。"滑寿对"治"的注音进行辨析并解释之，使得经文清晰明了。《难经·五十九难》，在注释癫、狂的病因病机时，滑寿指出："'重阳者狂，重阴者癫，脱阳者见鬼，脱阴者目盲'四句，当属之。此下，重读如再重之重，去声。重阳重阴，于以再明上文阴阳俱盛之意。又推其极至，脱阳脱阴，则不止于重阳重阴矣。"《难经·七十八难》中，"弹而努之"的"努"，滑寿认为，"努，读若怒""弹而努之，鼓勇之也"。《难经·八十难》："经言有见如入，有见如出者，何谓也？然，所谓有见如入者，谓左手见气来至乃内针，针入，见气尽，乃出针，是谓有见如入，有见如出者也。"此句中"如"，滑寿认为当读作"而"，"而"当读"如"，其音可通用。其注云："所谓有见如入，下当欠'有见如出'四字。如，读若而。《孟子》书：望道而未之见。而，读若如。盖通用也。有见而入出者，谓左手按穴，待气来至乃下针，针入，候其气应尽而出针也。"

其次，滑寿对《难经》中的字、词本义非常重视，并进行了认真的训释，以利于理解经文。如《难经·十五难》："如循榆叶……如循长竿。"滑寿注云："循，抚也，按也。"《难经·三十一难》："三焦者，何禀何生？何始何终？其治常在何许？可晓以不？然，三焦者，水谷之道路，气之所终始也。上焦者，在心下，下膈，在胃上口，主内而不出。其治在膻中，玉堂下一寸六分，直两乳间陷者是。中焦者，在胃中脘，不上不下，主腐熟水谷，其治在脐傍。下焦者，当膀胱上口，主分别清浊，主出而不内，以传道也，其治在脐下一寸。故名曰三焦，其腑在气街。一本作冲。"滑寿注云："三焦，相火也。火能腐熟万物。焦，从火，亦腐熟之气，命名取义或有在于此欤。"滑寿又在《难经·四十二难》中，对"回肠"进行解释。其云："回肠即大肠。广肠、肛门之总称也。"《难经·五十六难》论五脏之积，《难经本义》据原文，分别对五积进行了阐发。其曰："伏梁，伏而不动，如梁木然……痞气，痞塞而不通。疸病发黄也，湿热为疸……息贲，或息或贲也……贲豚，言若豚之贲突，不常定也。豚性躁，故以名之也。"

滑寿在解释《难经》中字、词本义之时，还善于使用训诂学方法。如《难经·二难》："脉有尺寸，何谓也？然，尺寸者，脉之大要会也。"滑寿注云："尺，《说文》云：尺，度名，十寸也。人手却十分动脉为寸口，十寸为尺，规矩事也。古者寸、尺、只、寻、常、仞诸度量，皆以人之体为法，故从尸从乀，象布指之状。寸，十分也，人手却一寸动脉，谓之寸口，从又从一。"在此段经文解释中，滑寿引用了《说文解字》，以因形求义的形训法来解释"寸"之本义。对于《难经》中的同义词的细微差别，滑寿又用义训法进行解释。如《难经·二十三难》中，滑寿对经脉、络脉的"经""络"，解释时就使用了义训法，言"直行者谓之经，旁出者谓之络"。

滑寿对《难经》中出现的专有名词旁征博引，更结合自己见解，进行认真阐释，由上可见一斑。

再者，《难经》代远年湮，其文难免存在各种错简、缺漏、衍文等，滑寿注释《难经》之时，对文中错简之处进行了认真的校勘。首先，滑寿在"凡例"中即指出："经中错简、衍文，辨见各篇之下，仍为阙误总类，以见其概。"同时，列出"阙误总类"计一十九条，逐一指出错简纰误之处。如《难经·十四难》"至于收病也"，滑寿校勘后认为，"于、收"两字有误，当作"至脉之病也"。《难经·十六难》："脉有三部九候，有阴阳，有轻重，有六十首，一脉变为四时。离圣久远，各自是其法，何以别之？"滑寿注云："谢氏曰：此篇问三部九候以下共六件，而本经并不答所问，似有缺文。今详三部九候，则《十八难》中第三章言之，当属此篇，错简在彼。"《难经·十七难》："经言病或有死，或有不治自愈，或连年月不已，其死生存亡，可切脉而知之耶？然：可尽知也。"滑寿注曰："此篇所问者三，答云：可尽知也，而止答病之死证，余无所见，当有阙漏。"《难经·十八难》："脉有三部九候，各何主之？然，三部者，寸关尺也；九候者，浮中沉也。上部法天，主胸以上至头之有疾也；中部法人，主膈以下至脐之有疾也；下部法地，主脐以下至足之有疾也。审而刺之者也。"滑寿注曰："谢氏曰：此一节，当是《十六难》中答辞，错简在此，而剩出'脉有三部九候，各何主之'十字。审而刺之，纪氏云：欲诊脉动而中病，不可不审，故曰审而刺之。刺者，言其动而中也。《陈万年传》曰：刺候谓中其候。与此义同。或曰：刺，针刺也。谓审其部而针刺之。"《难经·二十难》："重阳者狂，重阴者癫。脱阳者见鬼，脱阴者目盲"，滑寿认为此四句乃《五十九难》经文错简在此"。《难经·二十八难》："其奇经八脉者，既不拘于十二经，皆何所继也。"滑寿认为此句中"继"又作"系"；而"其受邪气，蓄则肿热，砭射之也"三句，滑寿注云"云云十二字，谢氏则以为于本文上下当有缺文。然《脉经》无此，疑衍文也。或云当在《三十七难》关格'不得尽其命而死矣'之下，因邪在六腑而言也"。《难经·三十一难》"其腑在气街"一句，滑寿认为此"疑错简，或衍"。《难经·三十四难》"五脏各有声色臭味"一句，滑寿注云"此五脏之用也，声色臭味下欠'液'"字。因经文"五色五臭五味五声"下尚有"五液"。《难经·四十八难》："濡者为虚，紧牢者为实"，滑寿注云："濡者为虚，牢者为实，《脉经》无此二句，谢氏以为衍文。"《难经·四十九难》："虚为不欲食，实为欲食"，滑寿认为此二句"于上下文无所发，疑错简衍文也"。《难经·六十难》："手足青者，即名真心痛。其真心痛者……"，滑寿注云"其真心痛者，'真'字下当欠一'头'字，盖阙文也"，认为此句中少一"头"字，使句义更加清晰明了。而"手足青之'青'，当作清，冷也。"《难经·八十九难》："虚者补其母，实者泻其子。当先补之，然后泻之。不虚不实，以经取之者，是正经自生病，不中他邪也，当自取其经，故言以经取之。"滑寿注云："先补后泻，即后篇阳气不足，阴气有余，当先补其阳而后泻其阴之意。然于此义不属，非缺误即衍文也。"

综上所述，滑寿对《难经》经文进行了大量的校勘工作，强调经文字、词的正确语音，重视字、词之本义；对经文中各种错简、缺漏、衍文亦逐一进行了认真的校勘，力求更符合经文原义，更利于理解经文。

（4）综合各家之言，提出个人独见

《难经·五十八难》曰："伤寒有几？其脉有变否？然：伤寒有五，有中风，有伤寒，有湿温，有热病，有温病，其所苦各不同。"滑寿在注解中引杨玄操观点，谓"温病乃疫疠之气，非冬感于寒，至春变为温病者"。此观点有新意。

《难经·五十九难》曰："狂癫之病，何以别之？然：狂疾之始发，少卧而不饥，自高贤也，自辨智也，自倨贵也，妄笑好歌乐，妄行不休是也。癫疾始发，意不乐，僵仆直视。其脉三部阴阳俱盛是也。"滑寿在《难经本义》中注释说："狂疾发于阳，故其状皆自有余而主动；癫疾发于阴，故其状皆自不足而主静。其脉三部阴阳俱盛者，谓发于阳为狂，则阳脉俱盛；

发于阴为癫，则阴脉俱盛也。"此段注释中，对"癫""狂"的性质进行了明确的定义，即狂发于阳，癫发于阴。使得后学者更加清晰地知晓癫、狂的区别。

《难经·六十三难》曰："《十变》言五脏六腑荥合，皆以井为始者，何也？然，井者，东方春也，万物之始生，诸蚑行喘息，蜎飞蠕动，当生之物，莫不以春生，故岁数始于春，日数始于甲，故以井为始也。"上文中"诸蚑行喘息，蜎飞蠕动，当生之物，莫不以春生"中的"喘息"一词，历代医家大致有两种不同解释。其一，"蚑行喘息，蜎飞蠕动"句读为"蚑行，喘息，蜎飞，蠕动"。其中，将"喘"释为"虫豸"，将"息"作为动词解。译为：蚑、虫豸、蜎、蠕，这些一岁一生的小生物，皆生于春，而行走。滑寿在《难经本义》中即释为此。其二，将"喘息"作为同义复词，"喘"作"息"解。如明代熊宗立之释文即取此解。滑寿《难经本义》注云："十二经所出之穴，皆谓之井，而以为荥输之始者，以井主东方木。木主春也，万物发生之始。诸蚑者行，喘者息。息谓嘘吸气也。《公孙洪传》作蚑行喙息，义尤明白。蜎者飞，蠕者动，皆虫豸之属。凡当生之物，皆以春而生。是以岁之数则始于春，日之数则始于甲，人之荥合则始于井也。冯氏曰：井，谷井之井，泉源之所出也。四明陈氏曰：经穴之气所生，则自井始。而溜荥注俞，过经入合，故以万物及岁数日数之始为譬也。"明·熊宗立云："至于诸蚑方为喘息，蜎飞小虫方始蠕动，草木蛰虫当生之物，莫不以春而生。"（《勿听子俗解八十一难经·卷之六》）南京中医学院李锄，曾对《喘息》一词进行详实的考辨。其认为《难经·六十三难》中，"喘"通"蝡"，乃系借字；"蚑行喘息，蜎飞蠕动，当生之物，莫不以春生"，应读为"蚑行、蝡息、蜎飞、蠕动，当生之物，莫不以春生"。其中，"蚑""蝡""蜎""蠕"，均为虫名；"蝡"，《集韵》云："蝡：蠕蝡，动虫。一曰无足虫。"笔者认为，此说较为接近经文原义。滑寿释文虽未明言

"喘"之原义，然已道出"喘"与《内经》"喘息"义迥别，《难经·六十三难》"喘"实一虫也。

综上所述，滑寿注释《难经》，以《内经》为本，同时，广征博引，更结合己见，对《难经》经文逐一进行注释。其非常重视对经文字、词本义、注音等的辨析，善用训诂学方法，深入探析经文内涵主旨。是众多注释《难经》版本之佼佼者，对后世影响较大。无怪乎《四库全书总目》认为《难经本义》一书"其注融会诸家之说，而以己意折衷之。辨论精确，考证亦极详审"。

（二）重任督脉称"十四经"

滑寿便览经典著作，烂熟于胸；从高洞阳学习针灸、开阖流注、方圆补泻，尽得其传；又精于临证，深知经络之奥义，经络之妙用。鉴于时医常轻视经络，而《内经》所论经络、腧穴之文艰涩难懂，便将《素问》《灵枢》《难经》《金兰循经取穴图解》《针灸甲乙经》《圣济总录》等有关经络腧穴的经文加以汇集，并深入研究相关理论，认为奇经八脉中的任、督二脉，一在前，一在后，分行腹背中央，各有专门腧穴，和其他奇经不同，当与十二经脉相提并论而成十四经。其"以《灵枢·本输》《素问·骨空》等论，衷而集之，得经十二，任、督脉之行腹背者二，其隧穴之周于身者，六百五十有七，考其阴阳之所以往来，推其骨之所以驻会，图章训释，缀以韵语，厘为三卷，目之曰《十四经发挥》。"《十四经发挥》是滑寿最为著名，最具影响的著作。现将本书的学术特色论述如下。

1. 重经脉循行，辨腧穴

滑寿认为，人为血气之属，疾病感人，或从外入，或从内出，或重或轻，皆不离于五脏六腑、手足阴阳，医者必视病之于是而入者，必使之于是而出。故不明经络，则不知邪之所生。不辨腧穴，则临证无法运用针灸。其非常重视经络、腧穴。其云："人为血气之属，饮食起居，节宜微爽，不能无疾。疾之感人；或内或外，或小或大，为是动，为所生病，咸不出五脏六腑、手足阴阳。"观《内经》所载药饵疗法，仅占十之一、二，而论及针灸者，大约十之八九，针灸之功效著焉！然自方药盛行之后，针道渐衰，基于此，滑寿著《十四经发挥》，在自序中云："上古治病，汤、液、醪、醴为甚少，其有疾，率取夫空穴经隧之所统系。视夫邪之所中，为阴、为阳而灸刺之，以驱去其所苦。观《内经》所载服饵之法才一二，为灸者四三，其他则明针刺，无虑十八九。针之功，其大矣！厥后方药之说肆行，针道遂寝不讲，灸法亦仅而获存。针道微而经络为之不明；经络不明，则不知邪之所在。求法之动中机会，必捷如响，亦难矣。"滑寿"考其阴阳之所以往来，推其骨之所以驻会，图章训释，缀以韵语，厘为三卷"，卷上名为"手足阴阳流注篇"，统论经脉循行的规律，并附仰、伏人尺寸图；卷中名为"十四经脉气所发篇"，分别载录十四经脉经穴歌、手足三阴三阳经脉循行、任脉循行、督脉循行、十二经所属脏腑形态、功能、经脉为病等内容，并分别附十四经图；卷下名"奇经八脉篇"，参考《素问》《难经》《甲乙经》《圣济总录》等，系统论述了奇经八脉的循行、主病及所属经穴部位等。

滑寿在《内经》的基础上，对十四经经脉循行及腧穴位置，进行了认真训释和逐一的考订，简要阐明了经脉所属脏腑的解剖和生理特点。如："手太阴肺之经，凡十一穴，左右共二十二穴，是经多气少血。肺之为脏，六叶两耳，四垂如盖，附着于脊之第三椎中，有二十四空，行列分布诸脏清浊之气，为五脏华盖云。"又如，"手阳明大肠之经。凡二十穴，左右共四十穴。是经气血俱多。大肠长二丈一尺，广四寸，当脐右回十六曲"。

又将各经的循行路径，逐段结合经穴位置及其具体穴位加以详述。如："手太阴之脉，起于中焦，下络大肠，还循胃口，上膈属肺。"滑寿释

云："起，发也。络，绕也，还，复也。循，巡也，又依也，沿也。属，会
也。中焦者，在胃中脘，当脐上四寸之分。大肠，注见本经。胃口，胃上
下口也；胃上口，在脐上五寸上脘穴。下口，在脐上二寸下脘穴之分也。
膈者，隔也，凡人心下有膈膜与脊胁周回相著，所以遮膈浊气，不使上薰
于心肺也。手太阴起于中焦，受足厥阴之交也，由是循任脉之外，足少阴
经脉之里，以次下行，当脐上一寸水分穴之分，绕络大肠，手太阴、阳明
相为表里也。乃复行本经之外，上循胃口，迤逦上膈而属会于肺，荣气有
所归于本脏也。"

"手阳明之脉，起于大指次指之端，循指上廉，出合谷两骨之间，上入
两筋之中。"滑寿释云："大指次指，大指之次指，谓食指也。手阳明，大肠
经也。凡经脉之道，阴脉行手足之里，阳脉行手足之表，此经起于大指次
指之端商阳穴，受手太阴之交，行于阳之分也。由是循指之上廉，历二间、
三间，以出合谷两骨之间，复上入阳溪两筋之中。商阳，在手大指次指内
侧，去爪甲角如韭叶。二间，在手大指次指本节前，内侧陷中。三间，在
手大指次指本节后内侧陷中。合谷，在手大指次指歧骨间陷中。阳溪，在
腕中上侧两筋陷中。"

对于各个经脉之循行，滑寿亦对之考订并发挥之。如：

足少阳胆经在头面部之循行。《内经》的足少阳经头部循行，为"足少
阳之脉，起于目锐眦，上抵头角，下耳后"。滑寿依据穴位，将足少阳经头
部循行分为三折，即"此经，头部自瞳子髎至风池，凡二十六，作三折向
外而行。始瞳子髎，至完骨是一折。又自完骨外折，上至阳白，会睛明是
一折。又自睛明上行，循临泣、风池是一折。缘其穴曲折外，多难为科牵，
故此作一至二十，次第以该之。一瞳子髎，二听会，三客主人，四颔厌，
五悬颅，六悬厘，七曲鬓，八率谷，九天冲，十浮白，十一窍阴，十二完
骨，十三本神，十四阳白，十五临泣，十六目窗，十七正营，十八承灵，

十九脑空，二十风池。"滑寿认真考订了足少阳胆经的穴位，并对其经脉循行结合临床进一步加以发挥，对后世产生了极大影响。

在《黄帝内经》中，大致记载了160个经穴；在《针灸甲乙经》中，载有349个经穴，并按躯体部位分区划线排列穴位；在《外台秘要》中，按脏腑划分十二人形以排列穴位，但穴位归经颇有出入；在《铜人腧穴针灸图经》中，王惟一明确地按十二经脉和任、督二脉排列穴位。滑寿精研先贤经典，认为各家对经脉腧穴的排列不够清晰，故汲取前人之长，按经归穴，把十四经穴逐一认真地考证和训释，循经定穴，把腧穴归入十四经系统。

由上可见，滑寿重视经脉之循行，附各经歌诀使学者易于诵读记忆，附十四张经络图直观简洁。其对腧穴位置进行严格考证，认为"任、督二脉之直行者，为腹背中行诸穴所系"，当与十二经一并重视，合论为"十四经"，并得定腧穴六百五十七个，分纳于十四经中。滑寿第一次明确提出了"十四经"的概念，首倡循经取穴，经不离穴，穴不离经，将经脉与腧穴结合，将腧穴归入十四经系统之中，完善了经络学说，对后世针灸理论与临证研究影响深远。

2. 考疏漏差误，解疑惑

滑寿在系统论述经脉循行，考辨腧穴时，参考《素问》《难经》《甲乙经》《圣济总录》等典籍，对其中疏漏、差误进行逐一校对修订。如，手太阴肺经篇论病"虚则肩背痛，寒，少气不足以息，溺色变，卒遗矢无度"一句，在《灵枢·经脉》中，"虚则肩背痛"之"虚"前有"气"字，而无"卒遗矢无度"五字。

为了使得各经脉的穴位，以及经络循行中涉及的脏腑名称更加清晰。滑寿对之进行了训释。如手太阴肺经，"手太阴之脉，起于中焦，下络大肠，还循胃口，上膈属肺"，滑寿对此句"中焦""胃口""胃上口""下口""膈"等名词进行了如下解释："中焦者，在胃中脘，当脐上四寸之分。大肠，注见本经。胃口，胃上下口也。胃上口，在脐上五寸上脘穴。下口，在脐上二寸下脘穴之分也。膈者，隔也，凡人心下有膈膜与脊胁周回相著，所以遮膈浊气，不使上薰于心肺也。"又如，关于百会穴取穴，在《针灸甲乙经》中载曰："在前顶后一寸五分，顶中央旋毛中，陷可容指。"指出百会穴取穴在前发际正中上五寸处。而滑寿曰："在前顶后，顶中央旋毛中，直两耳尖，可容豆。"指出百会穴取穴可在两耳尖直上与头部正中线之交点处，取得该穴，其下有凹陷。此种注释，被后世称为百会穴简便取穴法。这些解释，简单明了，对初学者提供了极大的方便。

由上可见，滑寿以扎实的中医经典理论知识和深厚的古文功底，校注了《素问·骨空论》《灵枢·经脉》中的相关内容并发挥之，对后世影响极大。

3. 补经脉主病，重临证

在《十四经发挥·卷中》，滑寿在十二经脉最后，详细地记载了十二经脉相关的是动、所生病等。其分别为：

手太阴肺经：是动则病，肺胀满，膨膨而喘喝，缺盆中痛，甚则交两手而瞀，此为臂厥。是主肺所生病者，咳嗽上气，喘喝烦心，胸满，臑臂内前廉痛，掌中热。气盛有余，则肩背痛，风寒，汗出中风，小便数而欠。虚则肩背痛，寒，少气不足以息，溺色变，卒遗矢无度。盛者，寸口大三倍于人迎；虚者，寸口反小于人迎也。

手阳明大肠经：是动则病，齿痛颈肿，是主津液所生病者，目黄，口干，鼽衄，喉痹，肩前臑痛，大指次指痛，不用。气有余则当脉所过者热肿。虚则寒栗不复。盛者，人迎大三倍于寸口；虚者，人迎反小于寸口。

足阳明胃经：是动则病，洒洒然振寒，善伸，数欠，颜黑，病至则恶人与火，闻木音则惕然而惊，心欲动，独闭户牖而处；甚则欲上高而歌，弃衣而走，贲响腹胀，是为骭厥。是主血所生病者，狂、疟、温淫、汗出，鼽衄，口喝，唇胗，颈肿，喉痹，大腹水肿，膝膑肿痛。循膺、乳，气街，股、伏兔，胻外廉，足跗上皆痛，中指不用。气盛则身以前皆热，其有余于胃，则消谷善饥，溺色黄。气不足，则身以前皆寒栗。胃中寒，则胀满。盛者，人迎大三倍于寸口；虚者，人迎反小于寸口也。

足太阴脾经：是动则病，舌本强，食则呕，胃脘痛，腹胀，善噫，得后与气则快然如衰，身体皆重。是主脾所生病者，舌本痛，体不能动摇，食不下，烦心，心下急痛，寒疟，溏、瘕泄，水闭，黄疸，不能卧，强立股膝内肿，厥，足大指不用。盛者，寸口大三倍于人迎；虚者，寸口反小于人迎也。

手少阴心经：是动则病，嗌干，心痛，渴而欲饮，是为臂厥。是主心所生病者，目黄，胁痛，臑臂内后廉痛，厥，掌中热痛。盛者，寸口大再倍于人迎；虚者，寸口反小于人迎也。

手太阳小肠经：是动则病嗌痛，颔肿，不可回顾，肩似拔，臑似折。是主液所生病者，耳聋，目黄，颊肿，颈颔肩臑肘臂外后廉痛。盛者，人迎大再倍于寸口；虚者，人迎反小于寸口也。

足太阳膀胱经：是动则病，冲头痛，目似脱，项似拔，脊痛，腰似折，髀不可以曲，腘如结，踹如裂，是为踝厥。是主筋所生病者，痔，疟，狂，癫疾，头囟项痛，目黄，泪出，鼽衄，项背、腰尻、腘、踹、脚皆痛，小指不用。盛者，人迎大再倍于寸口；虚者，人迎反小于寸口也。

足少阴肾经：是动则病，饥不欲食，面黑如地色，咳唾则有血，喝喝而喘，坐而欲起，目䀮䀮如是无所见，心如悬，病饥状，气不足则善恐，心惕惕如人将捕之，是谓骨厥。是主肾所生病者，口热，舌干，咽肿，上气，嗌干及痛，烦心，心痛，黄疸，肠澼，脊臀股内后廉痛，痿，厥，嗜卧，足心热而痛。盛者，寸口大再倍于人迎；虚者，寸口反小于人迎也。

手厥阴心包经：是动则病，手心热，臂肘挛急，腋肿，甚则胸胁支满，心中澹澹大动，面赤，目黄，喜笑不休。是主脉所生病者，烦心，心痛，掌中热。盛者，寸口大一倍于人迎；虚者，寸口反小于人迎也。

手少阳三焦经：是动则病，耳聋浑浑焞焞，嗌肿，喉痹，是主气所生病者，汗出，目锐眦痛，颊痛，耳后、肩、臑、肘、臂外皆痛，小指次指不用。盛者，人迎大一倍于寸口；虚者，人迎反小于寸口也。

足少阳胆经：是动则病口苦，善太息，心胁痛不能转侧，甚则面有微尘，体无膏泽，足外反热，是为阳厥。是主骨所生病者，头角颔痛，目锐眦痛，缺盆中肿痛，腋下肿，马刀挟瘿，汗出振寒，疟，胸胁肋髀膝外至胫绝骨外踝前及诸节皆痛，小指次指不用。盛者，人迎大一倍于寸口。虚者，人迎反小于寸口也。

足厥阴肝经：是动则病，腰痛不可以俯仰，丈夫癫疝，妇人少腹肿，甚则嗌干，面尘脱色。是主肝所生病者，胸满，呕逆，飧泄，狐疝，遗溺，癃闭。盛者，寸口大一倍于人迎；虚者，寸口反小于人迎也。

奇经八脉：任脉：是以任脉为病，男子内结七疝，女子带下瘕聚。督脉：此生病，从少腹上冲心而痛，不得前后，为冲疝，其女子不孕，癃痔，遗溺，嗌干。冲脉：此为病，令人逆气里急。带脉：其为病也，腰腹纵容，如囊水之状。阳跷脉：其为病也，令人阴缓而阳急。阴跷脉：此为病者，令人阳缓而阴急。阳维脉：阳维为病，苦寒热。阴维脉：阴维为病，苦心痛。

由上可见，滑寿对各经脉为病，逐一进行了详细的记载。这与其深厚的理论功底和丰富的临床经验是分不开的。

4. 论奇经八脉，重任督

滑寿认为，人之气血虽行于十二经脉，而诸经之气血满溢者，则流入奇经。奇经八脉不拘于常，故谓之奇经。其杂取《素问》《难经》《甲乙经》

《圣济总录》中内容，参合为"奇经八脉篇"。此篇中，滑寿首先详细讨论了奇经八脉在人身之意义。其曰："奇经有八脉，督脉督于后，任脉任于前，冲脉为诸脉之海，阳维则维络诸阳，阴维则维络诸阴，阴阳自相维持，则诸经常调；维脉之外有带脉者，束之犹带也；至于两足跷脉，有阴有阳，阳跷行诸太阳之别，阴跷本诸少阴之别。譬犹圣人，图设沟渠，以备水潦，斯无滥溢之患，人有奇经，亦若是也。"滑寿认为，人体周身之气血运行于十二经脉，诸经满溢则流入奇经，故人之有奇经；譬若设置沟渠，防止过多的雨水泛滥，而成水淹之患。"医者不明经络，犹人夜行无烛。"滑寿认为，为医者当对人体各个经络了然于胸，其对奇经的经脉循行、生理功能、病理变化等，分别进行了论述。在奇经八脉中，滑寿尤其重视任、督二脉。其云："任与督，一源而二歧，督则由会阴而行背，任则由会阴而行腹。夫人身之有任督，犹天地之有子午也。人身之任督以腹背言，天地之子午以南北言，可以分，可以合者也。分之于以见阴阳之不杂，合之于以见浑沦之无间，一而二，二而一者也……其余如冲、带、维、跷所经之穴，实则寄会于诸经之间尔，诚难与督、任二脉之灼然行腹背者比……"

综上所述，滑寿在针灸之道湮而不彰，经络之学已被忽视之世，力挽狂澜，以忽泰必烈《金兰循经取穴图解》为基础，探究《内经》经络理论，对十二经脉及任督二脉进行系统论述，对十四经脉的六百五十七穴（双侧）详加考证，又列十六张图（十四经的经穴分图、正面骨度分寸图、背面骨度分寸图，共计16张）更求直观。滑寿第一次提出十四经，揭示了督脉、任脉之重要性。同时，将腧穴归入十四经中，经脉与腧穴并论，确定了人体腧穴以十四经脉为统领的分类排列模式。其对经络学说的研究尤为突出。更附歌诀、图谱以便记忆。针灸治疗上，滑寿提倡循经取穴，对后世医家影响甚大。嘉靖前进士姑苏西阊盛应阳曰："十四经发挥者，发挥十四经络也。经络在人身，手三阴三阳，足三阴三阳，凡十有二，而云十四者，并任，督二脉言也。任、督二脉何以并言？……医者明此，可以针，可以灸，可以汤液投之，所向无不取验。"（《十四经发挥·新刊十四经络发挥序》）宋濂赞曰："濂之友滑君……名曰《十四经发挥》……其有功于斯世也，不亦远哉！……纯以《内经》为本，而弗之杂者，亦何其鲜也！若金之张元素、刘完素、张从正、李杲四家，其立言垂范，殆或庶几者乎？今吾友滑君起而继之，凡四家微辞秘旨，靡不贯通，《发挥》之作，必将与其书并传无疑也。"（《十四经发挥·十四经发挥序》）滑寿洞明针灸之理，使针灸又得盛于元代，所著《十四经发挥》具有较高的学术价值，后世绝大部分针灸专著均以此书为依据来分经排列腧穴。近代承淡安在《十四经发挥序》中说："针灸得盛于元代，此滑氏之功也。"

（三）重视脉学纲举目张

"脉之道大矣""百家者流，莫大于医，医莫先于脉"（《诊家枢要·序》），在《内经》《难经》《伤寒论》等经典著作中均记载了大量的脉学理论。滑寿精研脉学经典，脉学造诣颇深。在《读素问钞》中，有专论脉学与脏腑、疾病关系的"脉候""色脉"专篇。《难经》《难经本义》中，开篇即列脉学相关图谱，如关格覆溢图、五行子母相生图等。滑寿在《难经本义》"上卷"中对"一难""二难"等《难经》中有关脉学的经文进行了精辟的注释与阐发。滑寿认为，《内经》《难经》之脉理幽微，其详于主病，而略于体状及分类。《脉经》系统总结了《内经》《难经》《伤寒论》的脉理，虽详细论述了二十四脉之体状，却纲目欠清。基于此，滑寿溯流穷源，将深奥的脉理加以浅显的理论阐述，名之曰《诊家枢要》。此书汇集了元代以前的脉学知识，结合自身脉法经验，详细论述了脉学的相关内容，是一部极好的脉学专著。

滑寿在本书中首先指出，脉气强弱是气血盈亏的体现，"气血平则脉治"。年有夏冬，人分长短，性有缓急，脉亦不同。左右手配属不同脏腑，

056

五脏之平脉各不相同。须先识得时脉、胃脉与脏腑平脉，然后及于病脉。此所谓知常达变也。亦即，知道正常的脉象，才能辨别病态的脉象。滑寿认为，凡诊脉之道，当须调平自己的气息，即所谓"持脉之道，虚静为宝"。持脉之要有三：曰举，曰按，曰寻。轻手循之曰举，重手取之曰按；不轻不重，委曲求之曰寻。察脉须识上、下、来、去、至、止六字，不明此六字，则阴阳虚实不别也。明脉须辨表、里、虚、实四字。脉之六部定位为：左寸为心、小肠脉所出；左关为肝、胆脉所出；左尺为肾、膀胱脉所出；右寸为肺、大肠脉所出；右关为脾、胃脉所出；右尺为三焦、心包络脉所出。五脏之气均通过气口，其病则亦可现于气口。而脉贵有神，又引用李东垣之语曰："不病之脉，不求其神，而神无不在也。有病之脉，则当求其神之有无。脉者气血之先，气血者人之神也。"（《诊家枢要·三部所主》）

滑寿认为，浮沉迟数滑涩乃脉之六纲。其云："大抵提纲之要，不出浮沉迟数滑涩之六脉也。浮、沉之脉，轻手、重手得之也；迟、数之脉，以己之呼吸而取之也；滑、涩之脉，则察夫往来之形也。浮为阳，轻手而得之也，而芤、洪、散、大、长、濡、弦，皆轻手而得之之类也；沉为阴，重手而得之也，而伏、石、短、细、牢、实，皆重手而得之之类也。迟者一息二至，而缓微弱皆迟之类也。数者一息脉六至，而疾促皆数之类也。或曰滑类乎数，涩类乎迟，何也。然脉虽是而理则殊也。彼迟数之脉，以呼吸察其至数之疏数，此滑涩之脉，则以往来察其形状也。数为热，迟为寒。滑为血多气少，涩为气多血少。所谓脉之提纲，不出乎六字者，盖以其足以统夫表、里、阴、阳、冷、热、虚、实、风、寒、燥、湿、脏、腑、血、气也。浮为阳、为表，诊为风、为虚；沉为阴、为里，诊为湿、为实。迟为在脏，为寒、为冷。数为在腑，为热、为燥。滑为血有余；涩为气独滞也。人一身之变，不越乎此。能于是六脉之中以求之，则疢疾在人者，莫能逃焉。"滑寿以分类对比的方法，把体状相近和相反的脉象，分别归纳

为浮沉、迟、数、虚、实、洪、数、弦、缓、滑、涩、长、短、大、小等
16种类型；并以此为纲，提纲挈领，统括了30种脉象。其删繁就简，撮其
概要，将古代深奥费解的脉学，化为言简意赅、通俗易懂的脉学。滑寿对
脉理的论述，纲举目张，条理清晰，对医者学习脉法大有助益。

脉诊是中医四诊之一，是中医学独特的诊断方法。滑寿悉心学习《内
经》《脉经》等古代典籍的脉学知识，并在临床实践中感悟脉法，对脉诊
颇有心得。其将唐宋以前诸医家所论脉学相关内容加以汇总，又结合自己
毕生的临床经验加以补充，而成《诊家枢要》一书。其对脉学之贡献甚大，
至今仍为后世医家所宗。

（四）擅儿科尤长于麻疹

滑寿通晓儿科，对麻疹治疗尤有心得。其在前人治疗小儿麻疹的经验
基础上，结合自己的实践经验，著成《麻疹新书》，后由清·汤鼎煊等整编
改名为《麻疹全书》。现将其治疗麻疹的经验扼要论述于下。

1. 发现内疹贡献尤大

麻疹一证，乃儿科四大证（麻、痘、惊、疳）之一，又称"瘄""疮
疹"；潜伏期短，通常十日至十一日，少则九日或七日，而前驱期长。从传
染至发现，通常为期十四日。在此时期中，虽不呈何种症象，亦有轻度之
障碍，如游戏心减，食欲不振等。在前驱期，除口腔黏膜、咽头及扁桃腺
之黏膜症状外，在诊断上尤为要紧者，即是麻疹黏膜斑。其先皮肤发疹，
在一二日或三日之中，口颊黏膜及下列臼齿之对部分，发现小斑，呈针帽
头大之鲜红色，其中央有真珠样白色之圆点，触之觉平面稍有隆起。此即
麻疹黏膜斑，决不现于他种疾病，故在诊断上甚有价值。在发疹之前一两
日，屡在麻疹黏膜斑上，现固有之黏膜，色鲜红而软，或者在硬口盖之黏
膜上，呈小星状之红色斑。发疹如无减轻之倾向，则症状更增凶恶，体温
上升，眼睑结膜发赤极强，畏明，全身亦现强烈之症状。麻疹发斑，初现

小红色，其斑恒在耳壳之前后，及颜面、头部，极亦扩大于躯干、上膊、大腿、前膊等处，约二日而遍及全身矣。最初斑形甚小，渐次大如帽针头，继达豌豆之大，其扁平者稍隆起；其色初鲜红，渐次而成火焰色；其形之大小，如不规则之星状。皮疹发生繁多，以致相互融合，呈现种种不整齐之形状，但决无广泛性。在各不整形之斑间，常有正规色之健康皮肤存在，神经质之小儿故有痒感，发疹达于全盛时期。一二日后，始见褪色。从发生之顺序，平均两日为发疹之始，三日至四日渐次消失，留褐色之痕迹。褐色斑则经十日乃至二十日，尚能认出也。以后为落屑期，即发疹消去时期，此期中皮肤之状况与猩红热无异，颜面有糠秕状之小鳞屑，其他部位通常甚弱，渐次于一周内剥落。

西方医学家科泼里克等人，在 19 世纪末叶，发现了小儿麻疹出疹前先出现口腔黏膜疹，成为早期诊断麻疹的依据，称为"科氏斑"，即麻疹黏膜斑。而早在十四世纪，滑寿就在其儿科著作《麻疹新书》中详尽地描述了麻疹早期出现的口腔黏膜疹："舌生白疹，累累如粒，甚则上腭、牙龈、满口遍生。"此描述与 Holt's Pediatrics 1953 版 1271 面的第二图一样，而此论述比"科氏斑"早 5 个世纪。1957 年，我国儿科专家高镜朗在《中华儿科杂志》发表的《答程郑二君论滑寿斑》一文中指出："今后对麻疹的内疹，应当称'滑寿斑'或'滑氏斑'，不必也不应该说什么外国某氏斑。"

麻疹内疹的发现是滑寿对麻疹的特殊贡献。滑寿在其行医过程中，观察到罹患麻疹的患儿都会在病后第二或三日起，口内颊黏膜上长出白色斑点，直径 0.5 至 1.0 毫米，或伴见红晕围绕。此麻疹黏膜斑是麻疹早期诊断的依据。滑寿在书中指出："舌者心之苗，而脾脉又络于舌，心、脾二经之热无所泄而发于舌，故舌生白疹，累累如粒；甚则上腭牙龈，满口遍生。"明确指出，麻疹前期以口腔黏膜疹的出现为特点。同时指出，此疹迥异于鹅口疮。鹅口疮在成书于隋代的《诸病源候论·鹅口候》中论述颇详：

"小儿初生口里白屑起，乃至舌上生疮，如鹅口里，世谓之鹅口。"《外科正宗》："鹅口疮皆心脾二经胎热上攻，致满口皆生白斑雪片，甚则咽间叠叠肿起，致难乳哺，多生啼叫，以青纱一条裹箸头上，蘸新汲水揩去白胎，以净为度，重手出血不妨，随以冰硼散搽之，内服凉膈之药。"可见二者实不相同。

2. 以阴阳别麻痘各证

在《麻疹全书》中，滑寿首先指出，麻、痘均乃胎中流毒，然二者病机迥异。痘"禀于阴而成于阳""出于阴分，阴主血，故痘有形而兼有汁""痘贵充满为佳"。麻疹"禀于阳而成于阴""发于阳分""阳为气，故麻有形而无汁""麻贵透发为美"；因"麻本先天真阳中一点浊毒，必藉阳气而后能生能化，故麻之初发，必身热头痛，汗出漐漐，目红泪汪汪，鼻塞气粗，绝类伤寒，惟脉不沉紧，身热不退"。滑寿指出，痘发于阴，麻疹发于阳；麻疹初发，身热、咳嗽、目泪汪汪是其常候，凡麻以一齐涌出最为美候。用药当透表宣毒，务必遍身透发，养和气血，调和营卫，使阴阳相济，方收善果。

3. 细辨麻疹风瘾奶疹

（1）奶疹

奶疹见于初生未满月之婴儿，为热毒所致；遍生红点如朱，斑驳突出皮肤，其由儿在母胎中，受热毒所致；故生下发见于皮肤，疹出无先后，部位无特异性。不可认作麻疹，妄用汤剂。

（2）风瘾

风瘾，俗称风疹，状似麻疹，但多发于幼孩。时值天气炎热，感受风热之邪，客于脾、肺二家所致。没有明显的时令季节界限，没有传染性，不在正麻之列；常见出一次，又出一次，亦有连出不已者，无关大利害，不必用药而自散。倘或身热不退，只宜微用疏风清热之剂，一服即愈。荆防发表汤主之。亦当慎风寒，戒荤腥、生冷、辛辣等物，防触动风热而生他病。

（3）麻疹

麻疹乃胎毒，毒者，火也，麻疹小而色红碎密，其行于皮肤之间。麻疹初起，惟肺受毒最重。麻疹初起，未现表时，必身热憎寒，咳嗽呕吐，或泻，或气急腹痛，腮赤面红，喷嚏各见症。麻因胎毒，其发必在出痘之后，感正麻之气而出。麻疹虽胎毒，亦必因天气时令感之而发。故一时传染相似，远近大小皆发，若一发则无再染，具有终身免疫力。

4. 理法方药颇有独创

滑寿治疗麻疹，结合其多年临床经验，在前人治疗麻疹经验的基础上，对儿科麻疹的治疗进一步发挥，理法方药颇有独创。麻疹初起，疹之发有稀少、极稀少者，庸医不辨表里阴阳，徒行攻发，或概以芩、连、知、柏、川、前、石膏从事，重虚其表，使麻疹轻者转重，重症转坏。滑寿指出，麻疹虽源于胎毒，必借时令为转移；用药不外透肌解表，最忌寒冷凝涩；已潮宜投活血清热，宜忌寒酸辛烈，此乃用药要旨。

（1）预解宣毒

麻疹因传染所致，滑寿认为在麻疹传染之际，宜随证先服诸药方以预解之，可使毒彻而不为已甚。当于初热未出之时，以宣毒发表汤去升麻、桔梗、甘草，或葛根解肌汤去赤芍、甘草，或葛根疏邪汤去地骨皮，或防风败毒散加前胡、葛根等方，随用而发之。但得麻出则毒解，而始终无虞矣。

（2）勿峻发表

麻疹初起发热，不可骤进辛烈透散发表之药，以防表虚气弱。当缓缓取汗，随证用利咽散解肌；或用葱白汤时时饮之，以缓缓取汗；或用葛根解肌汤加味；或用杏苏散、荆防败毒散以退麻疹初潮之证，然万不可误用峻烈发表之药虚麻疹患儿之表，则万无转旋之策。

（3）随证分治

麻疹初起治法，宜以升发清凉解毒为正治。而见表之后，与正出未透之间，宜发表而兼清凉，使血凉肌解，则麻疹易出透。至疹出而通身上下俱红，总成一片，累累如珠，手足之末，上下相同，无有空处，此为出透。此时则当用清凉解毒之剂，不必再兼用发表之药。若于初热正出之际，而即用寒凉解毒之剂，则气滞血凝，肌肤闭密，不得开通，致麻疹不出，多生危候。是以于麻疹初起热未出之时，及正出之际，只宜辛散，如荆芥、葛根、薄荷、前胡、牛蒡子、防风、苏叶、淡竹叶、石膏之类。而麻黄之属，当因证而施，使之易透。正收及收后，宜用寒凉解毒之剂，如玄参、青黛、麦冬、黄柏、瓜蒌根、黄连、黄芩、连翘、贝母、知母、山豆根、淡竹叶等，使毒火易得消散。如此，方不易致生变证。

麻疹初起热不宜微，微则麻出不能透，以葛根解肌汤主之。未收及收后微热者，此毒轻而尽也，不必用药。

麻疹初起见咳嗽，为肺胃气甚，多是佳兆，为顺候。若咳甚者，用二母散、麦门冬汤、清金散、秘本清肺汤随证加减。慎勿用五味子及收敛药，秘塞肺窍，令咳嗽终身不已。麻疹已出及将收、收后，又以无咳为佳。若麻疹已出而咳不止，伴身热作渴者，以黄连解毒汤加生地黄、地骨皮治之。若出尽后微咳者，不需治之。若麻疹后久咳不止，又当以养血凉血、清金止咳为大法，以生地黄、当归身、白茯苓、川贝母、桑白皮、杏仁、柿霜七味药治之，功捷。若感受风寒，咳嗽烦闷者，以防风败毒散加味治之。若久咳不已，面浮目肿，胸高如龟背者，乃不治之症，当谨记之。

麻疹初起多见潮热之症，若出尽及收后见之，此因血虚、血热而然，宜退阳益阴为主，以四物汤随证加减治之。若寒热似疟者，不可以疟论，宜以葛根疏邪汤主之。至出尽之时，如有寒热似疟者，以柴苓汤治之。如麻疹后竟成疟者，治法以清凉健脾开胃为主，宜以鳖甲饮主之。

麻疹见乍热者，即热止又作，或早热午凉，午热夜止者；未出之间见乍热者，是毒未得清透，药宜疏散。正出之际，若见乍热，则是逆候，乃因毒出而邪热未解，复有内攻之意，急宜疏托，以清热透肌汤加减。大病之后中气虚弱而见者，又当"审其轻重而用补中之法"，方用参苓白术散、补中益气汤、补中丸、香砂六君子、人参养营汤等，随证加减治疗。

麻疹乃阳证，而头乃诸阳之会，故麻疹必头痛，药宜祛风清络解肌为法。用清扬汤。偏头痛连眼骨，肝阳不和，用泻清汤。痛连脑门，颈项肿胀，先用普济消毒饮。或收后头疼身痛，系血热妄行，用凉血引子。滑寿认为，麻疹若伴发头痛，不能只是拘泥于头痛一症，妄用祛风散表之药。若误用祛风散表之药，而不从麻证病机考虑，只会徒误麻证治疗。

麻疹，出疹以连串如珠，颗粒分明，红活光润，方为美候。若出疹红肿大甚者，为毒火壅遏所致，当急用化毒清表汤防变生恶证。

麻疹乃阳毒，初潮见呕则是佳兆。若呕吐呃逆扰乱心阳，阻隔余毒，用清扬汤清凉解毒之剂。若收后呕，当以治本为要。

麻疹吐，是脾胃有热，用石膏清胃汤清胃和脾。麻疹吐沫，或麻后口中流涎不止者，是胃火旺盛所致，治宜清胃降火为急。

麻证初起喷嚏者，乃内火因风邪搏激而然。故有喷嚏者，则肺毒得解，而肺气全通矣。古有云：喷嚏是麻疹之吉兆。初热未出之时，若有喷嚏者，必是先因外感，而后得通也。其毒纵凶可救；正出之时有喷嚏者，其麻疹必轻。收后而尚有喷嚏者，方为尽退，乃毒得尽解，可无余患矣。若嚏而多涕，浊壅得泄，肺气自清，最为吉兆。若无嚏而鼻塞不通者，必有风邪留滞，可用清肺汤除去桔梗、甘草，加荆芥、薄荷叶、连翘、牛蒡子、枳壳、赤茯苓等。但凡遇有鼻塞不通之症，总宜用辛凉之剂以透达之，如荆芥、干葛、牛蒡子、薄荷叶、麻黄等辛散之品。

麻疹见痰者，全是肺胃中之火毒，急用杏仁清肺汤以清肺除痰降火。

麻疹暗哑者，属常候，乃因肺胃热邪，为风寒所袭，不能尽达于表，咳甚咽伤，故暗哑也。治以清肺降火消痰为主。

麻疹咽痛者，乃毒火怫郁上熏所致，不可误认为喉痹而妄用金针去其血。可以射干、牛蒡子、山豆根、防风煎汤与服，外用十宣散吹之。

麻疹见衄血者，因肺胃中热毒，迫而上升所致。虽衄血可宣麻疹毒邪，然出血过多，则有血虚之患，可用地黄茅花汤。

麻疹见遍身燥痒者，乃因风邪外袭，皮肤燥烈之故。当用紫背浮萍加胆矾熏洗。

大便闭塞，是麻疹恶候。不论初潮、已收、收后，皆用通幽散。外治用张仲景猪胆汁蜜导法。大小便俱闭者，以通幽散去升麻，加路路通、灯草导滞通肠。

麻疹泄泻者，多属常候。然若泻下清稀白沫，其证喜温，腹痛喜按者，此属寒泻，宜以胃苓汤，去苍术少用白术、肉桂、煨姜治之。

小便赤涩者，若麻疹初热时见之，乃热邪涩渗所致，为正候。若于正收及收后而见小便不通者，是内有毒热，不得消散，而余热下匿膀胱所致。用导赤散加味治之。

（4）妇人出麻

①女子出麻

婴儿女子，益以滋润，以女子阴质，血常不足。而麻疹血一不足，多生变证。故女子十四之后有出麻疹者，常恐天癸正行，血走气虚，而成伏陷。宜以养阴汤主之。若女子出麻疹，于发热之时经水忽来，非经水正临之期，此乃毒火内蕴，扰乱血海，迫血妄行。故经水不依时而下，宜以凉血饮子，或凉血地黄汤，或玄参地黄汤，或以古方黄连解毒汤加减治之。总以凉血为大法，必得经止方妙。果常法治之不效，久则中气血弱，麻疹必隐伏。

②孕妇妊娠出麻疹

妊娠女子出麻疹，此证极其凶险。盖胎遇热则坠，麻疹乃火候，内必有热，最易堕胎也。当初热未出之时，须察其麻疹色之红淡，法宜疏解，佐以清凉滋血安胎之药，不可犯动胎气。初热之时，宜以宣毒发表汤加减，使麻毒透出，内热自退而胎自安矣。麻疹出之后，则以四物汤加减。而麻疹收以后，安胎散、罩胎散俱可加减选用。并谆谆告诫曰：大凡一切实脾行气温燥之药，既碍麻疹，复伤子气，咸宜禁用为是。

③产后出麻疹

妇人血常不足，产后则血更亏，如产后又值出麻疹，须当养血而略兼解毒之品。以四物汤加减，不可妄用寒凉，恐伤生发之气。若系孕妇出麻疹，热甚胎坠，不拘已现麻疹未现麻疹，则竟以四物汤加生蒲黄、炒蒲黄、牛蒡子、黄连、黄芩、连翘、炒荆芥炭主之，以去其旧污，生其新血，解其毒而清其热，自获奇效。不可拘泥于产后而妄补气血。

5. 饮食药饵当知宜忌

（1）惟宜淡薄，辛热禁之

滑寿在《麻疹全书》中指出：罹患麻疹孩儿，在麻疹初期、中期、后期，"饮食务必宜清润单薄之味"；至于"麻疹禁忌，比痘尤甚。凡马、牛、猪、羊、鸡、鹅、鸭、鱼腥等味，盐、醋、甘甜、面食、五辛、滞气煎煿等物，必麻收后四十九日之外，方可食用。若七七之前不知禁忌，则终身但遇天行，麻必复出；即不复出，亦有后患"。若食乳儿罹患本证，乳母亦必禁忌，傥不禁忌，而食辛辣等物，儿食其乳，必致变证不测。而且，非但出麻疹之人当慎，治麻疹医家用药立方，辛热燥悍之品，慎勿妄施，如桂枝、麻黄、羌活、独活、白芷、川芎、苍术、香附、果仁、白术、丁香、木香、砂仁、肉豆蔻、肉桂之类，不可轻使。若于麻疹初热之时而误用之，反助其毒气，壅闭而不得出，致有内攻之患。更谆谆告诫曰：既有麻疹初起，而见四肢逆冷者，乃火极似水之故，不可妄投热药。当忌食"辛辣之味与热汤水"。滑寿指出庸医徒执"岁气时令大寒，宜用辛热之药发之"的弊端，并以麻疹作为譬喻：麻疹作呕，乃因火热蒸胃，胃气上逆所致，不可妄用苍术、丁香、砂仁之属暖胃；麻疹头痛乃因火毒上攻于脑窍所致，不可妄用川芎、白芷、羌活、独活以治头疼；麻疹初起四肢逆冷，乃因热极似水所致，不可妄用桂枝、肉桂以温其手足。倘误用温热之药加重麻证火热之邪，见烦渴便秘，麻疹不能出者，此危笃之候，急用清扬汤加减；见便秘者，更可取釜底抽薪之意，用黑白丑等下之。后世医家继承了《麻疹全书》中有关麻疹的经验，如谢玉琼的《麻科活人书》，万密斋的《痘疹心法》等，更把蛋、笋、蘑菇、瓜果等归入了麻疹患者饮食禁忌范围之列。《景岳全书·卷四十二谟集痘疹诠》指出：宜少而频地饮用粥食、候气清神爽、全身不热，再逐渐添加其他食品。

（2）忌食冷物，法宜生津

因麻证本为火热之邪为患，火热攻灼于五脏，心火内亢，肺热焦枯，胃液干涸，故麻疹发热之时，常见口渴之症，故多喜食冷物。然此时不可以生冷与饮，始终当忌。麻疹最要透表，只宜温暖饮食以候其透表；于初潮未出之际，而食生冷，冰伏火邪，则毛孔闭密而毒火难出。即使在透表之后，亦当忌食生冷，只适宜用绿豆或芝麻或陈炒米煎汤饮之，或略用柿饼、秋白梨、莲藕、荸荠等养阴生津之品；而桃、李、梅、柑橘、石榴、菱角等物，在所必忌。

非但麻疹患者，生冷等物忌食，即医家治麻疹，寒凉之药亦不可骤用。因麻初发热之时，最忌寒凉之品。恐冰伏麻毒，使毒气郁遏，不得出而成内攻之患。进一步指出，古人谓天气暄热，宜用辛凉之味，如黄连解毒汤之类；不知天时之暄热，岂寒凉之药所能解也。今若骤用寒凉，恐不足以解外热，而适足以阻内热，使之不得出也。曾见有一岁孩子出麻疹，发热，未见点时而发惊搐；医家认作急惊，用寒凉之药攻治，致麻毒隐隐在皮肤之内，不得出表；后一医以滋阴为主，用四物等剂，亦不获效，烦闷声哑，数日而死。由此可知骤用寒凉，冰伏麻毒之为害。既便天时暄热，而执泥岁气之说，亦不可骤投寒凉。

故治麻疹者，凡于麻疹初出之时，虽有身热、烦渴等证，宜以宣毒发表汤加减治之，或随证生津解毒进以白虎汤、竹叶石膏汤等。切不可遽投黄连、黄柏、栀仁等味，恐冰麻毒而内伏，致麻疹不得外出；后虽设法宣表，而麻疹终不得出。

若恣食冷水，必生水蓄之病。如水入肺，则为喘为咳，宜用葶苈以泻肺中之水；如水入脾，则为肿、为胀、为自利；水入胃则为呕、为哕，宜用猪苓、泽泻以泻脾胃之水；如水入心，则为惊、为悸，宜用木通、赤苓以泻心中之水；如水入肝，则为胁痛，宜用陈芫花以泻肝中之水；如水入肾与膀胱，则小便不利，宜用车前子、木通以泻肾与膀胱之水。

同时，滑寿更进一步指出，麻疹之后饮食总须淡薄，最忌腥腻，如煎炒、油腻、生冷、鱼腥等。而酸物、甜味此二味，麻疹当始终禁忌，百日内万不可犯，否则变证百出，难以悉举，此即所谓麻疹当节饮食也！

6.论麻疹易收早收难收

（1）麻疹易收

麻疹出收，常以六时为准。如子后出，午时即收；午后出，子时即收。阳生阴长，阴生阳成，乃造化自然之数。凡此旋出旋收者，乃为易收，其证则轻。麻疹之易收，必须先时疹出高耸，粒尖，淡红色润，以其毒轻而肌表易清，肺无加咳，故易收。又有一等火毒虽重，而重施清解，以致肺胃火邪悉退，而易收者有之。然必于三日之间，从肌表而渐收于里；或三日之间，一时收尽，肤上并无疮痕形影者，方为易收，治者当详审之。若疹出一日而收者，乃见风太早，为风寒所冲，麻毒内攻未清爽者，非为易收，急宜施治。若不早治，必致胃烂而死，宜以葛根疏邪汤加减治疗。虽不复出，亦无后患，即三日后麻已收敛明白，如有被风寒所袭者，亦宜以此方主之。

（2）麻疹早收

麻疹早收与易收不同。早收者，疹出未经三日，或一二日，或半日而收，周身肌肤暖处绝无红影，乃为早收，终变危候。若虽未经三日而早收，肌肤上暖处尚未全收，其毒未尽而攻于内，急宜清毒、解肌、透表以救之，宜用解毒快斑汤加减治之。发之不起者，当审其所因而与内解。盖早收之候有三因：一者，正出未透之际而冒受风寒，麻疹因风寒所遏，邪反内攻，以致早收，宜以葛根疏邪汤、消毒饮加减。热服之后，遍透者吉，不透者，再用消毒饮加酒蜜炒麻黄，有更加穿山甲者，当酌量而加以治之，若治不及时，必发喘胀而死。若伴有遍身青紫、热肿、喘胀、气急者，此乃毒滞血凝，半匿肌表，当急用河间凉膈散随证加减。二者，因内挟热痰，火毒抗剧而伏匿烦躁，或腹胀喘急，不省人事者，以白虎解毒汤加减治之。三者，因误食酸醋收敛之物，以致肺脏不通，毛窍闭密，而伏匿壮热，喘咳烦闷者，以猪胆汁煮甘草煎汤，续续与服之。或以苦瓠同生甘草煎浓汤灌之以探吐，吐中便有发越之义，然仍宜疏托，当以消毒饮去甘草与服。果得热退身安，气息渐调者，方可无虞。

（3）麻疹难收

大病或久病之后而出麻疹者，其人中气虚耗，致毒不能发越而收早者，或有因初潮始热之时，泄泻久经不止，或未发热之先，曾经洞泄者，亦致中气虚损，麻疹才出尽而随即收者。此数者，虽用疏托之药，而毒终难发尽，惟当健运中气，略兼解表清热之剂。如香砂六君汤去半夏，随证加麦冬、连翘、牛蒡子、酒炒黄连、酒炒黄芩、荆芥、防风、葛根、贝母之类。

麻疹一出即收者，难治。麻疹藏于皮肤之中，欲出而不能透发者，谓浑身麻疹，亦难治之证。麻疹头温足冷为逆候，麻疹若见吐蛔、厥热不食、颐烂齿脱、鼻掀口臭等，为不治之证。麻疹收后若余热内攻，见循衣摸床、谵语妄言者，为死证。

麻疹有易治者，有难治者。然不论何时，滑寿指出，当以始终避风为第一要义。且需临证察脉，无实实、无虚虚，必须圆通活泼，随证治之，方可避免坏证出现。

滑寿医术高超，是世界医学史上"麻疹黏膜斑"的最早发现者。其深谙麻疹之药性医法，对麻疹初起、已出、已收之证治详细论之，其论麻疹虽不言脉，实虑及此证童稚罹患最多，难以凭脉也。其尊古而不泥古，依麻疹之种种症状而立三百五十一号方剂分治不同麻疹证候。此三百五十一类方剂，包括汤、饮、丸、散、胶、丹等，以应不时之需。并详细注释二百零六味中药，指出麻疹用药宜忌，临证宜清凉降火，各药均有毒力，当知禁忌，其备录清楚，可供后世医家参考。

滑寿

临证经验

滑寿精于临床，所治验案数十则，收入明代许浩的《复斋日记》、明代朱右的《撄宁生传》、明代李濂（1488-1566）的《李濂医史·撄宁生传》、明代江瓘（1503-1565）的《名医类案》、清代张璐（1617-1698）的《张氏医通》、清代魏之琇（1722-1772）的《续名医类案》、清代俞震（1709-1799）的《古今医案按》、清代吴澄的《不居集》等书中。观滑寿医案，多见奇案，又因遇滑寿而奇愈。兹将滑寿验案数则分析如下。

一、不拘于方，以意处之

（一）新落梧桐叶水愈难产案

吾邑滑伯仁，字伯仁，号撄宁，工古文词，善医，订正《灵枢》《素问》错简，著《难经本义》《十四经发挥》等集，其治人疾，不拘于方书，而以意处剂，无不立效。秋日，姑苏诸士人邀游虎丘山，一富家有难产，求挽回，诸士人不可，先生登阶，见新落梧桐叶。拾与来人曰："归即以水煎而饮之。"未登席，报儿产矣。皆问："此出何方？"撄宁曰："医者意也，何方之有？夫妊已十月，而产者气不足也。桐叶得秋气而坠，用以助之，其气足矣，宁不产乎？"其神效多类此。

——明·许浩《复斋日记》

按语：滑寿治病，不拘泥于方书，而常以己意处方，辨证施治，投药辄效。本案患者怀孕十月而难产，滑寿根据中医取象比类的方法，认为这位产妇应产而难产，是气不足所致。因孕妇难产恰值秋季肃降之时，桐叶得秋气而落之于地，故用以煎汤以助产妇之气，同气相求，药后果然顺产。

梧桐叶，味苦性寒，具有祛风和血、化瘀解毒、除湿止痛之功效，其叶煎汁可以催产。取象比类，是从自然现象中获得的一种宏观的类比方法。《素问·征四失论》："不知比类，足以自乱，不足以自明。"《素问·五脏生成》："五脏之象，可以类推。"《内经》之中，将取象比类方法直接引入医道，进而指导疾病治疗。本案中，滑寿仿经义，以此取类比象之法，仅取梧桐叶而愈难产，诚妙也！

（二）枫叶粥疗过期妊娠案

滑伯仁治一妇人产难，七日而不乳，且食甚少。伯仁视之，乃以凉粥一盂，擂碎枫叶煎汤，调啖之，旋乳。或诘其理，滑曰：此妇食甚少，未有无谷气而能生者，夫枫叶先生先落，后生后落，故以作汤饮之也。

——清·俞震《古今医案按·难产》

按语： 本案妇人七日而不乳。司马贞《索隐》："乳，生也。"而早在《史记·扁鹊仓公列传》中，即有载太仓公淳于意"王美人怀子而不乳"的病案。不乳，即今所谓过期妊娠也。本案患者又兼见"食过少"。滑寿认为，此过期妊娠乃因胃中无谷气。气可助胎下行，无气则胎滞也。滑寿灵思妙想，将枫叶研成细末，混入凉粥中，再烹调煎煮，使产难妇人食之，而胎竟下之。亦是滑寿将取类比象法运用于临床的佳案。盖枫叶味苦、辛，能降，性平养胃，归肝、肾经，有活血下瘀、和血止痛之功，且其"先生先落，后生后落"，伴入养胃健脾、补中益气的粥中共煎服之，谷气得助，胎儿自产也。

二、内服外用，参合治之 🦤

（一）内服兼背敷治伤寒后背独恶寒案

滑伯仁治一人，病伤寒，已经汗下，病去而背独恶寒，脉细如线，汤熨不应。伯仁以理中汤加姜、桂、附子大剂服，外以荜拨、良姜、吴茱、桂、椒诸品大辛热药为末。姜汁调敷满背，以纸覆之，稍干即易，如是半月，竟平复不寒矣。此治法之变者也。

——清·俞震《古今医案按·卷一·伤寒》

按语：本案患者伤寒汗下之后，背独恶寒、脉细如线，服汤药效果不佳。滑寿独辟蹊径，采用内服、外用相结合的方法。内以张仲景理中汤加姜、桂、附，即桂枝人参汤合附子理中汤大剂服之，以温补中气，挽回汗下所致之元阳亏虚。外则以局部药物敷贴的方法治疗。古有云："从内之外者调其内，从外之内者调其外。"《素问·调经论》："病在骨……药熨。"《灵枢·刺节真邪》："治厥者，必先熨，调和其经……火气已通，血脉乃行。"早在《黄帝内经》中，就有药熨疗法的记载。药熨疗法，是将诸药物敷于患处或穴位以治疗疾病的一种方法。此法借助温热之药力，通过皮毛、腧穴、经络，作用于肌体局部，以达到散寒通络、祛风止痛等目的。本案患者外以姜汁调敷中药荜芨、良姜、吴茱、桂、椒诸品大辛热药，通过局部渗透作用，达到去除背部遗留之风寒邪气，诚属妙法。无怪乎俞震赞曰："此以热药外敷，又开一法"，吾辈临证可借鉴之。

（二）内服兼外灸愈妇人寒疝案

滑伯仁治一妇，病寒疝，自脐下上至心皆胀满攻痛，而胁痛尤甚，呕吐烦懑，不进饮食。伯仁诊之，其脉两手沉结不调，乃曰："此寒在下焦，宜亟攻其下，无攻其上。"为灸章门、气海、中脘，内服延胡、桂、椒，佐以茴、木诸香、茯苓、青皮等，十日一服温利丸药，聚而散之也，果得桴鼓效。此岂非所谓聚而散之者耶？

——清·俞震《古今医案按·卷三·疝》

按语：寒疝多发于男性，然临证妇人亦可见之。本案患者乃因寒邪聚于厥阴、少阴两条经脉，故脐下攻痛。寒邪上迫于中焦，则见呕吐、胀痛上至于心。厥阴经气机不利，故见胁痛尤甚。胃气不降，故见呕吐烦懑，不进饮食。脉沉结不调，主里寒凝滞，气机不通。滑寿治病，别出心裁，灸药同用。外用艾灸章门以散肝寒，灸气海以温元阳，灸中脘以温胃。诸穴艾灸可温散经脉之寒，使寒去脉络通畅。又同时内服温肝和胃、理气止痛之药。此内外合治灸药并用法，共达温少阴、散肝寒、理气滞之效，更间服温利丸药，以助行滞。滑氏重视经穴和针灸的诊治方法其宜针则针，宜灸则灸，宜药则药，灸药合治的多元思维诊疗方法值得后世学习与发扬。中医治法多样，有内治法，有外治法，内治有丸、散、膏、丹等剂，外治有针刺、艾灸、药物穴位敷贴、熏洗法等，圣人常杂合以治，各得其所宜。治法虽异而病皆愈者，得病之情，知治之大体也。圣人者，滑氏伯仁也！

三、精于经方，善起苛疾

（一）真武汤治多汗亡阳案

　　滑伯仁治一人，七月，病发热，或令其服小柴胡汤，必二十六剂乃安。如其言服之，未尽二剂，则升发太过，多汗亡阳，恶寒甚，筋惕肉瞤，乃请滑诊视。视其脉细欲无，即以真武汤进七八服，稍有绪，更服附子七八枚，乃愈。江篁南曰：汗多亡阳，则内益虚，恶寒甚，而筋惕肉瞤者，里虚甚而阳未复也，故宜真武汤，多服附子有效。

　　　　　　　　　　　　　　　——明·江瓘《名医类案·卷第一·伤寒》

　　按语： 发热一症，当首辨外感内伤。庸医不明此理。妄投过量柴胡剂，致使内证更虚。本案患者因夏月感寒，里阳本虚，复因误用小柴胡汤致使升发太过，引起多汗亡阳，里阳虚极。《伤寒论》第 82 条云："太阳病发汗，汗出不解，其人仍发热，心下悸，头眩，身瞤动，振振欲擗地者，真武汤主之。"滑寿深谙经方奥妙，辨证为阴盛格阳之证，不以夏季暑热为忌，处以真武汤、大剂量附子剂，速挽欲脱之真阳，而患者得愈。且此案患者筋惕肉瞤而更寒甚，则非真武一剂可愈，更加附子也。近人张山雷对此案评议曰：小柴胡汤而谓必连服二十余剂，可见医学黑暗，自昔已然。无怪乡曲庸愚，止知发汗，古方连用十余贴，而不知变剂也。此案启示医者，疾病当辨表里，发汗不可太过，知常知变，谨守病机，当记之。

（二）四逆汤治外感内伤证

一人冒雪进凉食，病内外伤，恶寒头疼，腹心痛而呕。诊之，脉沉且紧，时伏而不见。曰：在法下利清谷，当急救里，清便自调，当急救表。今所患，内伤冷饮食，外受寒渗。清便自调，急救表里，以桂枝汤力微，遂为变法，与四逆汤服之，晬时附子一两，明日则脉在肌肉，唯紧自若，外证已去，内伤独存，乃以丸药下去宿食，后调中气，数日即安。

——明·江瓘《名医类案·卷第一·伤寒》

按语：本案患者因冒雪受寒，故恶寒头疼。而又进食凉物，寒中太阴，故见腹心痛而呕。脉沉主病在里，脉紧主里有宿食。《伤寒论》第91条指出："伤寒，医下之，续得下利清谷不止，身疼痛者，急当救里；后身疼痛，清便自调者，急当救表。"《金匮要略·脏腑经络先后病脉证第一》："病，医下之，续得下利清谷不止，身体疼痛者，急当救里；后身体疼痛，清便自调者，急当救表也。"《金匮要略·呕吐哕下利病脉证治第十七》："下利清谷，不可攻其表，汗出必胀满。""下利腹胀满，身体疼痛者，先温其里，后攻其表。温里宜四逆汤，攻表宜桂枝汤。"示医者表里同病时，当视表里缓急而分别处之。如本案患者里证急则先治里。滑寿用四逆汤回阳救逆，力挽颓阳，药后脉转在肌肉。寒邪一去，再下其宿食，后调中气，病遂愈。

（三）柴胡汤合承气汤治真热假寒证

一人病伤寒，他医至，皆以为痉证，当进附子，持论未决。伯仁切其脉，两手沉实而滑，四末觉微清。以灯烛之，遍体皆赤斑。舌上苔黑，而燥如芒刺。身大热（苔黑不可凭为实，燥如芒刺则可凭矣。身大热为关键），神恍惚，多谵妄语。滑曰：此始以表不得解，邪气入里，里热极甚，若投附必死。乃以小柴胡剂，益以知母、石膏饮之。终夕三进，次日以大承气汤下之，调理兼旬而安。

——明·江瓘《名医类案·卷第一·伤寒》

按语：本案患者众医皆以为痉证，欲以附子治之。滑寿辨证精准，切脉如神，认为此案患者脉虽沉，重按滑实，主里有热邪，且里热极盛。此附子断不可用也！患者乃因伤寒表不解，邪气因而入里，太阳转属阳明，且阳明气分之热又入血分。故见身大热，舌燥如芒刺，遍体皆赤斑等。热蒙神窍，故见神恍惚，多谵妄语。证属危急。滑寿先急以小柴胡合白虎汤治之，以白虎清阳明气分之热，以小柴胡使得"上焦得通，津液得下，胃气因和，身濈然汗出而解"，则表里诸证悉除。继用张仲景大承气汤直泻热邪，釜底抽薪。后调理而安。

（四）真武汤治泄泻发热案

陆用和病恶寒发热，头体微痛，苦呕下泄五日矣，其亲亦知医，以小柴胡汤治之不解，招撄宁诊视，脉弦而迟，曰："是在阴，当温之。"为制真武汤。其亲争之，强与人参竹叶汤，进即泄甚，脉且陷弱，始亟以前剂服之，连进四五剂乃效，人始服。撄宁生之贤于人远矣！

——明·李濂《李濂医史·撄宁生传》

按语：本案患者恶寒、发热、头痛，伴泄泻。初看乍似外感，用小柴胡汤治之无效。撄宁生诊其脉见弦而迟，主里寒。其亲人不信生，反强与人参竹叶汤以益气解表祛风，药后泄泻增重，其脉弦迟又更显弱象，始信生，方急与真武汤，连进四五剂方显效。《伤寒论》316条："少阴病，二三日不已，至四五日……自下利者，此为有水气。其人或咳，或小便利，或下利，或呕者，真武汤主之。"肾阳虚衰，大便固摄失司，则泄泻下利见也。仲圣早有明示矣。

（五）真武汤治体虚受寒亡阳案

余子元病恶寒战栗，持捉不定，两手背冷汗浸淫，虽厚衣炽火不能解。撄宁生即与真武汤，凡用附六枚。一日，病者忽出，人怪之。病者曰："吾不恶寒即无事矣。"或以问撄宁生，生曰："其脉两手皆沉微，余无表里证，此盖体虚受寒，亡阳之极也。初皮表气隧为寒邪壅遏，阳不得伸而然也。是故血隧热壅，须用硝黄；气隧寒壅，须用桂附。阴阳之用不同者，无形有形之异也。"

——明·李濂《李濂医史·撄宁生传》

按语：本案患者恶寒、战栗、冷汗。虽厚衣不能解，其两手脉皆沉而微，且余无表证，故滑寿断其为阳虚不能卫外而受寒，寒甚于里，冷汗出是亡阳。故径取真武汤温阳，且用大剂量附子以温阳气，扶正气，使阳气运行，而阴寒自散。

（六）发汗法治劳复案

潘子庸，得感冒，已汗而愈。数日后，复大发热，恶寒，头痛眩晕，呕吐却食烦懑，咳而多汗。滑诊其脉，两手三部皆浮而紧。按仲景法，劳复证，脉浮当以汗解，脉沉当以下解。今脉浮紧且见表证，治当发汗。但众医因其病后体气虚惫，对发汗有所顾虑，拟用温补。滑氏认为，脉证如此，治法亦当如此，不必多疑，因违众用之，为作麻黄葛根汤，三进更汗，旋调理数日乃愈。

又诊一例，同样病伤寒后劳复，并且发热自汗，经七日，或以为病后正虚，将复补之。撄宁生曰："不然。劳复为病，脉浮以汗解，奚补为？"以小柴胡汤三进，再汗而愈。

——明·李濂《李濂医史·撄宁生传》

按语：大病瘥后，若因劳动，再发热为劳复。伤寒劳复，劳者，为劳动之劳。复，为再发也。是伤寒瘥后，因劳动再发者是也。伤寒新瘥后，血气津液未平复，余热未尽，劳动其热，热气还经络，遂复发也。劳复者，或因劳动外伤，或因饮食内伤。其劳动外伤者，非止持重远行之劳，至于梳头洗面则动气，忧悲思虑则劳神，皆能复也。而其因于饮食内伤者，为多食则遗，食肉则复者也。诚如《素问·热论》所云："热病已愈，时有遗者，何也？岐伯曰：诸遗者，热甚而强食之，故有所遗也；若此者，皆病已衰，而热有所藏，因其谷气相薄，两阳相合，故有所遗也。"《伤寒论》398 条："病人脉已解，而日暮微烦，以病新瘥，人强与谷，脾胃气尚弱，不能消谷，故令微烦，损谷则愈"；393 条文"大病瘥后劳复者，枳实栀子豉汤主之"；394 条文"伤寒瘥以后更发热，小柴胡汤主之。脉浮者，以汗解之；脉沉实者，以下解之"；395 条文"大病瘥后，从腰以下有水气者，牡蛎泽泻散主之"；396 条文"大病瘥后，喜唾，久不了了，胸上有寒，当以丸药温之，宜理中丸。"临床中遇到此类病人，应该结合经文具体问题具体分析，区别治之。

案一患者，感冒愈而数日后，复大发热、恶寒、头痛、眩晕、呕吐、食而不馨、咳而多汗。诊其脉见两手三部皆浮而紧。滑寿深谙经文奥旨，力排众议，认为是劳复证，脉浮紧且见表证，治仍当发汗而解。进以麻黄葛根汤，辨证精准，后果愈。案二患者，亦是劳复之证，其见发热自汗，脉亦见浮，因发热较轻，辨证投以仲景小柴胡汤三进，再汗而安。

由上六则验案，其以真武汤治多汗亡阳、泄泻发热、阳虚感寒，四逆汤治外感内伤，先进柴胡剂、后用承气汤治真热假寒证，麻黄葛根汤、小柴胡汤治伤寒劳复证，均是经方治病的佳验。俗云：经方者，活人之方也。滑寿深谙经旨，善用经方，往往小剂而起沉疴；且善用附子，以大剂附子治重症；示后人"凡欲为大医，必须谙熟《素问》《甲乙经》《黄帝针经》"张仲景、王叔和、阮河南、范东阳、张苗、靳邵等诸部经方""若能具而学之，则于医道无所滞碍，尽善尽美矣"。(《备急千金要方卷第一·大医习业第一》)

四、脉理精准，以脉测证

（一）通因通用法治疟疾案

滑伯仁治一妇，年五十余，患疟。寒热涌呕，中满而痛，下利不食，殊困顿，医药不效。伯仁诊其脉，沉而迟。曰：是积暑与食，伏痰在中，当下之。或曰，人疲倦若是，且下利不食，焉可下。方拟进参、附。滑曰：脉虽沉迟，按之有力，虽利而后重下迫，不下则积不能去，病必不已。乃以消滞丸，微得通利，觉少快。明日，再服之，宿积肠垢尽去。向午即思食，旋以姜、橘、参、苓，淡渗和平饮子调之，旬余乃复。

——清·俞震《古今医案·卷三·疟》

按语： 滑寿治病，别出心裁。如本案患者，罹患疟疾，不以常规治疟方法，而是细心辨证，断得病机在里而非表，乃因痰食积热聚于脾土。患者脉沉而迟，重按有力，主痰食积于中焦。中土受阻，脾土不能正常转输精微，故见倦怠困顿、中满而痛。积滞内停，下迫于肠，故见下利而后重。治以通因通用之法，进以消滞丸通导宿积。辨证精准，治法得当，第二日患者即思饮食；法随证立，更以姜、橘、参、苓，淡渗和平饮子调之，果旬余而复。

《素问·至真要大论》："正者正治，反者反治……寒因寒用，热因热用，塞因塞用，通因通用，必伏其所主，而先其所因。"此段经文，示医者临证治病辨证时，要认真分析标本，"必伏其所主，而先其所因"，本案患者病机即当用"通因通用"的反治法。滑寿根据经文主旨，结合临床实践，一反常法，不以发散之法，却用消导之法治愈疟疾，足以启迪后人中医临证法无定法，当以意处之。清·徐灵胎："自古言医者，皆祖内经"（《难经经释·序》），诚是斯语。

（二）清金泻火法治闭经案

滑伯仁治龙君泽室人，暑月中病经事沉滞，寒热自汗，咳嗽有痰，体瘦瘁，脐腹刺痛，脉弦数六至有余。曰：此二阳病也。《素问》云：二阳之病发心脾，女子得之则不月。二阳，阳明也，阳明为金，为燥化。今其所以不月者，因其所遭也。阳明本为燥金，适遭于暑，暑，火也，以火烁金，则愈燥矣。血者水类，金为化源，宜月事沉滞不来也。他医方制归茸桂附丸、以温经而未进。滑曰：夫血得寒则止，得温则行，热则搏，搏则燥，复加燥药，血益干，则病必甚。亟令却之，更以当归柴胡饮子，为清金泻火、流湿润燥。三五进而经事通，余病悉除。龙君曰：微生，几为人所误也。

　　　　　　　　——清·魏之琇《续名医类案·卷二十三·经水》

按语：本案患者月经闭止，脐腹刺痛，脉见弦数六至有余。滑寿脉证合参，认为是《内经》所云"二阳病"。《素问·阴阳别论》："二阳之病发心脾，有不得隐曲，女子不月……"王冰注曰："二阳，谓阳明大肠及胃之脉也。"高士宗注曰："二阳，阳明胃土也……"；"阳明之上，燥气主之。结则燥气独盛……"滑寿根据脉理分析，此属阳明燥金化火，值暑热之季，同气相求，火烁燥金，则愈燥；金水同源，而水自干涸矣。且他医又进以温热燥药以温通之，是竭其水也。滑寿熟读经典，深谙奥义，四诊合参，急令停服热药，改以当归柴胡饮子（出自金·刘完素《宣明方论》），泻火润燥、导滞和血。药对病机，果三剂而经事通，诸症除。张从正在《儒门事亲·妇人月事沉滞六十一》中云："夫妇人月事沉滞，数月不行，肌肉不减。《内经》曰：此名为瘕、为沉也。沉者，月事沉滞不行也。急宜服桃仁承气汤加当归，大作剂料服，不过三服立愈。后用四物汤补之，更可用《宣明方》槟榔丸。"临证可参合本案，辨证而治之。后世有医家断章取义，认为"二阳"乃谓"心"，"脾"乃"痹"之借字，观此案，可知是不明经旨。由此案可知，滑寿遥承《灵枢》《素问》，近法金元四大家，深谙经典，工于脉诊，圆机活法，真不愧是元代中医临床大家。

（三）清热息风破血法治产后身热恶露不行案

滑伯仁治一产妇，恶露不行，脐腹痛，头疼，身寒热。众皆以为感寒，温以姜、附，益大热，手足搐搦，语谵目窜。诊其脉弦而洪数，面赤目闭，语喃喃不可辨，舌黑如炲，燥无津润，胸腹按之不胜手。盖燥剂搏其血，内热而风生，血蓄而为痛也。曰：此产后热入血室，因而生风。即先为清热降火，治风凉血。两服颇爽。继以琥珀、牛黄等，稍解人事。后以张从正三和散行血破瘀。三四服，恶露大下如初。时产已十日矣，于是诸症悉平。魏云，投姜、附后始搐搦，由燥剂搏血而风生，故此等案宜细心熟玩。若是虚寒，手足岂不厥冷？况证有舌黑腹不胜按，在三四日者耶？又况面赤洪数之脉耶？

——清·俞震《古今医案按·卷第九·发热、谵语、昏瞀》

按语： 本案患者乃产后病恶露不行，兼见身发寒热，头痛。庸医只看症状，不明脉理，认为病机为寒，误用姜、附，手足搐搦，语谵目窜等变证丛生。滑寿切诊见其脉弦而洪数，胸腹按之不胜手；望诊，见舌黑如炲、燥无津润、面赤目闭；闻诊见语喃喃不可辨。四诊合参，认为本案乃属实证。病机为热极生风，血蓄为痛。治当急宜清热凉血、息风降火。继进以行血破瘀之品，而恶露得下。诸症悉平。《素问·五脏生成》："五色微诊，可以目察。能合色脉，可以万全……"《类经·脉色类》："因脉以知其内，因色以察其外，脉色明则参合无遗，内外明则表里俱见，斯可以万全无失矣。"观本案，信不诬矣。

（四）辛温和血法治痛经不孕案

滑伯仁治一妇年三十，每经水将来三五日前，脐下痛如刀刺状，寒热交作，下如黑豆汁，既而水下。因之无娠，脉二尺沉涩欲绝，余部皆弦急。曰：此由下焦寒湿（尺沉涩属下焦寒湿），邪气搏于冲任（冲任俱奇经），冲为血海，任主胞胎，为血室，故经事将来，邪与血争而作疼痛，寒气生浊，下如豆汁，宜治下焦。遂以辛散苦温理血药为剂。令先经期十日服之，凡三次而邪去经调，是年有孕获子一枚。

——明·江瓘《名医类案·卷十一·经水》

按语： 滑寿精于脉诊，常以脉测证，立方施治。本案患者不孕又苦于痛经。滑寿诊得其两尺脉沉涩欲绝，主下焦冲任虚寒，胞宫寒瘀结聚。余部脉弦急，主寒、主痛。经水将来，前阴血下泄，气血更虚；不荣则痛，不通亦痛，故见脐下疼痛如刀刺状。寒瘀搏击，故寒热交作，瘀血随经血而下，故见下如黑豆汁。寒瘀阻于胞宫……故见不孕。脉证合参，滑寿给予辛散苦温理血之药，方药对证，故三次调理而顽疾如失。

（五）辛热剂治盛暑脘痛滞下案

滑伯仁治一妇，盛暑洞泄，厥逆恶寒，胃脘当心而痛，自腹引胁，转为滞下，呕哕不食。医以中暑霍乱疗之，益剧，脉三部俱微短沉弱，不应呼吸。曰：此阴寒极矣，不亟温之，则无生理。《内经》虽曰"用热远热"，又曰"有假其气，则无禁也"。于是以姜、附温剂，三四进，间与来复丹，脉稍有力，厥逆渐退，更与姜、附七日，诸证悉去，遂以丸药除其滞下而安。

——清·张璐《张氏医通·卷五·诸痛门·诸痛·心痛胃脘痛》

按语： 本案发于盛暑之季，症见脘痛、滞下、不食。滞下者，《景岳全书·卷二十四》："痢疾……因其闭滞不利，故又谓之滞下。下医以为中暑霍乱，治之无效。"滑寿精读经典医籍，长于脉诊，诊得患者脉三部俱微短沉弱，不应呼吸。故大胆辨为阴寒内盛之证，认为"此阴寒极矣，不亟温之，则无生理。"盛暑之月，贪凉饮冷，寒邪克胃，直中于里，损伤中阳，中焦阳虚，阴寒内生，故见厥逆恶寒、洞泄。寒邪克胃，气机壅滞，升降失司，且胃失温煦，故见胃脘作痛，甚则痛引胁腹。《素问·举痛论》："寒气客于肠胃，厥逆上出，故痛而呕也。寒气客于小肠，小肠不得成聚，故后泄腹痛矣。"寒遏脾阳，运化无力，升降失常，则见呕哕不食、滞下。《素问·六元正纪大论》："用寒远寒，用凉远凉，用温远温，用热远热。"又曰："有假其气，则无禁也。"示临证当于无字句处求之，不可死于句下。故滑寿急进以姜、附等温热之剂，温复其阳；而更间以来复丹消食导滞、调和阴阳。更与姜、附七日，重症乃除。

（六）攻下燥湿解表兼用治疟病案

滑伯仁治宋无逸病疟，瘠损，饘粥难下咽，六十余日，殆甚。脉数，两关尤弦，疾久体瘠而神完。曰：是积热居脾，且滞于饮食。法当下，药再进，疾去其半，复投甘露饮、柴胡、白虎等剂，浃旬而愈。后四岁，无逸客昌国，病头面肿赤，妨于饮食，或进以姜附，撄宁生为制剂清上散火而愈。无逸曰："乡得清凉药以济危急，否则误于刚剂矣。德之不忘。"尝以语人云。

——明·江瓘《名医类案·卷三·疟》

按语： 宋无逸患疟疾六十余日，肌肉损削，人体瘦弱，连稠一点的粥都无法下咽，病情危急。滑寿认真诊其脉，见六脉数，而两关脉独弦。古有云"独乖者病"，且病人虽患病已有一段时日，却神完气足，精神饱满。故根据病机断为实证，乃因积热居于中焦脾胃，且有饮食积滞。急当使用下法。两次攻下后，疾病已去大半。《素问·六元正纪大论》："衰其大半而止。"故结合病情，又先后投以甘露饮清中焦湿热，柴胡剂和解少阳，白虎清泻阳明，十天后而病愈。滑寿深明脉理，四诊合参，根据患者病情变化，"辨实于虚，实燠于寒"，随证施治，径用下法、清法等，终使顽疾驱除。

疟疾用下法者，金·张子和为能事。观本案，滑寿继承了金元医家思想，又更发挥之，诚可敬也。

（七）暑证急救表里法治夏季感寒泄泻发斑案

滑伯仁治一人年老色苍，夏月与人争辩，冒雨劳役受饥，且犯房事；夜半忽病发热恶寒，上吐下泻，昏闷烦躁，头身俱痛；因自发汗，汗遂不止，脉皆洪数。盖吐泻内虚，汗多表虚，兼之脉不为汗衰泻减，法在不治。姑以大剂参、芪，兼白术、干姜、甘草、茯苓、陈皮，水煎不时服。至七剂见面赤，四肢发出红斑。凡斑证自吐泻者吉，谓邪从上下出也。但伤寒发斑，胃热所致。今之发斑，由胃虚而无根之火游行于外，可补不可泄，可温不可凉。若用化斑、升麻、黑参之类，则死生反掌矣，仍服前方十余剂而愈。

——清·张璐《张氏医通·卷七·大小府门·泄泻》

按语：本案患者年老且形色苍白，暑月又与人发生口角之争，大怒偏伤气，且又冒雨劳作，且有内事耗竭元气。夜半之时，突然见恶寒、发热、头身疼痛、上吐下泄之症，貌似伤暑泄泻。然其自行服用发汗药后，汗出不止。《素问·玉机真脏论》云："泄而脉大者难治。"《脉经》："泄注脉浮大数者死，又洞泄食不化，脉微小留连者生，紧急者死。"《伤寒论》："下利日十余行，脉反实者死；腹鸣而满，四肢清，诊其脉，洪大者死……"滑寿深谙脉理，知此证颇为棘手。吐泻内虚，汗多表虚，兼之脉不为汗衰，亦不为泻减，反见洪数之象，脉证不符，在法不治。然古亦有云：治而不活者有矣，未有不治而活者。本案脉虽见洪数，实假象也，当从大虚论治。故勉拟大剂量人参以救里，大剂量黄芪以救表。又用白术、干姜、甘草以和中安胃，白茯苓、陈皮以化湿理气，实理中汤之变方。且水煎不时温服，使药力连续进入，并观病势之变化，服至七剂，却见面赤，并发红斑，四肢尤甚。《活人书》虽有云："伤寒病下之太早，热气乘虚入胃发斑。今夏月热盛之时，泻久里虚，热气乘虚而入，且多服理中辛甘之剂，热留胃中。今发赤斑，热自里而出于表也，宜作化斑汤必易愈。"然本案患者发斑与伤寒胃热发斑迥异，切不可庸俗行化斑、升麻之类药清解之。今此发斑是"由胃虚而无根之火游行于外"也，可补而不可泄，可温而不可凉，仍当从温中论治，守前方服十余剂而诸症悉减。危症生与死，全在一念之间也。

（八）温下焦法愈脐腹疞痛案

王宗祥之父年老，病脐腹疞痛，其里医为温中散寒，卒无验。宗祥固邀撄宁生往视，脉两尺搏坚而沉。曰："如大寒由外入也。寒喜中下，因为疝，治宜在下，加沉降之剂，引入下焦。"数服而愈。

——明·李濂《李濂医史·撄宁生传》

按语： 脉沉腹痛，法当温之。然他医治以温中散寒法，却无效。滑寿擅于脉诊，诊得患者两尺脉俱沉而搏坚，尺属下焦，沉而搏坚主里有大寒，寒属阴，主收引而易下行，故他断此脐腹疞痛为下焦有寒所致。故从下寒论治而愈。本案中滑寿以脉测病位在下焦，启示医者临床辨证时，更要进行病位辨证，也就是根据各个病位的表现特征，对四诊所收集的临床资料进行综合分析，辨别当前病证的部位所在。

（九）至春以涌吐法治积饮致痰胸闷欲吐案

丘彦材平居，苦胸膈痞满，愦愦若怔忡状，头目昏痛，欲吐不吐，忽忽善忘，时一臂偏痹。召撄宁生视之，当关以上脉溜而滑，按之沉而有力。撄宁生曰："积饮滞痰横于胸膈，盖得之厚味醇酒肥腻煎炙，蓄热而生湿，湿聚而痰涎宿饮皆上甚也。王冰云：'上甚不已，吐而夺之。'法当吐。"候春日开明，如法治之。以物撩咽中，须臾大吐异色顽痰如胶饴者三四升。一二日更吐之三四次，则胸中洞爽平复矣。

——明·李濂《李濂医史·撄宁生传》

按语： 本案患者胸膈痞满、怔忡、头痛、欲呕、善忘，貌似一派虚证。

撄宁生诊其脉见寸、关溜而滑，重按沉而有力。病位在上、中焦，病机为积饮滞痰停于胸膈。《素问·阴阳应象大论》："其高者，因而越之。"王冰云："上甚不已，吐而夺之。"《金匮要略·黄疸病脉证并治》："酒疸，心中热，欲吐者，吐之愈。"病在上，法当用吐法治疗。然人与自然一体，病在冬季，冬季属降，可降不可升。故滑寿待春日开明后，再用吐法治疗，吐出顽痰饮邪而病愈。《素问·五常政大论》有云："必先岁气，勿伐天和。"《素问·六节藏象论》："不知年之所加，气之兴衰，虚实之所起，不可为工矣。"至春季再行吐法，亦是滑寿对《内经》运气学说理论的灵活运用。俞震曰："此病认为痰饮，皆人所能。惟冬月降沉之令，未可涌吐，乃先圣成法，守得极是。"本案启示医者，临证治病，不仅要辨病位病因，更应遵守天人相应的原则，不可违背自然之理。

（十）以脉预测生死吉凶

1. 滞下二案

邓千户二婢子，七八月间，同患滞下。寿至，诊视一婢脉鼓急，大热，喘闷，曰："此婢不可疗。"一婢脉洪大而虚软，虚热（热虽微，亦当解表），且小便利。滑曰："此婢可治。"即下之，已而调以苦坚之剂。果一死一愈。

——明·江瓘《名医类案·卷四·痢》

按语：《素问·通评虚实论》："肠澼（痢疾之古称）便血如何？岐伯曰：身热则死，寒则生。""肠澼下脓血，何如？岐伯曰：脉悬绝则死，滑大则生。""肠澼之属，身不热，脉不悬绝，何如？岐伯曰：滑大者曰生，悬涩者曰死。"《阴阳别论》："阴阳虚，肠澼死。"由以上经文可知，痢疾下血则阴虚于内，身热则阳虚于外；阴阳俱虚者，主病重。若痢疾脉悬绝，是津血内脱，生阳不生，故曰死。痢疾见脉滑大者，主阴阳和合，血气充盛，故曰生。

在本案中，二婢子同时罹患滞下。滑寿诊其脉，一婢"脉鼓急"，且伴见"大热，喘闷"，脉证合参，主邪气实而虚阳外浮，阴阳俱虚，阴阳离决，故断其不可治，必死。一婢"脉洪大而虚软"，兼见"虚热，且小便利"，主阴液尚足，阳气亦存，邪正俱虚，脉证相符，故言"此婢可治"，并以下法治之，更调以苦坚之剂，后果痊愈。滑寿深谙经旨，对脉诊有深入研究，故临床得心应手，以脉诊知病机，断预后，如本案患者。可叹是其用"苦坚之药"，具体为何方何药，已不能考证。

2. 咳血痰案

金丙病，韩自行邀撄宁生往视之，脉数而散，体寒热，咳血痰。生曰："此二阳病也。在法不治，当以夏日死。"至立夏果死。自行愀然（凄怆），曰："撄宁生能知死，必能知人生矣乎！"

——明·李濂《李濂医史·撄宁生传》

按语： 本案患者脉数主有邪热，散主脏腑之气将绝，正气衰竭。脉数而散，是邪盛正衰之脉，又伴见寒热、咳血痰。滑寿断为二阳病。二阳者，阳明胃土也，母不能生肺金，且肺中有邪热。邪盛而正衰。立夏火旺之时，旺火克肺金，旺火弱金。肺中邪火更甚，而此时土气更虚。虚邪不两立，故曰死。《素问·脏气法时论》："五行者，金、木、水、火、土也，更贵更贱，以知生死，以决成败，而定五脏之气，间甚之时，死生之期也。"本案是滑寿根据五行相生相克之理，以预测疾病生死的典型案例。

五、情志疾病，虚实分治 🕊

（一）清肺降火润燥法治咳喘案

滑伯仁治一人肺气焦满，病得之多欲善饮，且殚营虑，中积痰涎，外受风邪，发则喘喝痰咳，不能自安。为制清肺泄满，降火润燥，苦辛之剂，遂安。众诘之曰："是出何方书？名何散饮？"生应之曰："是为混沌汤。"

闻者皆大笑曰："混沌汤有用也。"

——明·李濂《李濂医史·撄宁生传》

按语： 朱丹溪曰："火之为病，其害甚大，其变甚速，其势甚彰……厥阴、脏腑之火，根于五志之内，其火随起。大怒则火起于肝，醉饱则火起于胃，房劳则火起于肾，悲哀动中则火起于肺……诸气愤郁，属于肺火之升也……"本案患者多欲、多饮，且谋虑过度，久则五志化火，气滞津凝生痰，痰积于中，风邪又从外袭，风火相煽，内外合邪，郁闭于肺，肺气不降，则见肺气焦满，喘咳痰盛，不能安卧。"肺气焦满"者，即《素问·痿论》所云"肺热叶焦"，焦指肺气郁积，胸闷胀满也。《素问·四气调神大论》："逆秋气……肺气焦满。"故滑寿治之以"苦辛之剂"，苦以降泄，辛以润燥，共奏"清肺泄满，降火润燥"之效，方合病机，病遂安。

（二）补脾清心法治思虑伤心脾案

滑伯仁治一人病怔忡善忘，口淡、舌燥、多汗、四肢疲软、发热、小便白而浊（有形，有形作血论），众医以内伤不足，拟进茸、附等药，未决。脉之，虚大而数（数则为火）。曰：是出思虑过度，厥阴之火为害耳。夫君火以名，相火以位。相火，代君火行事者也。相火一扰，能为百病，百端之起。皆由心生。越人云：忧愁思虑则伤心，其人平生志大心高，所谋不远，抑郁积久，致内伤也。服补中益气汤、朱砂安神丸，空心进小坎离丸，月余而安。

——明·江瓘《名医类案·卷八·怔忡》

按语： 滑寿近法金元四大家，本案治疗情志病之法，即是对刘完素、李东垣、张从正、朱丹溪几家学术思想融会贯通的体现。其论相火者，法宗刘完素、张从正之学；其诊脉用药者，则法李东垣。刘完素创命门相火之说，其云："心为君火，肾为相火，是言右肾属火而不属水也。"张从正曰："心为君火之正化，肾为君火之对化，三焦为相火正化，胆为相火对化。得其平，则烹炼饮食，糟粕去焉。不得其平，则燔灼脏腑，而津液竭焉。故入水之物，无物不长；入火之物，无物不消"将离入坎"，离火下行于肾水之中。则相火不妄动。朱丹溪集成刘、张的学术思想，又创"相火论"。《脾胃论·安养心神调治脾胃论》："心者，君主之宫，神明出焉。凡怒、忿、悲、思、恐、惧，皆损元气。夫阴火之炽盛，由心生凝滞，七情不安故也。心脉者，神之舍，心君不宁，化而为火，火者，七神之贼也。故曰阴火太盛，经营之气，不能颐养于神，乃脉病也。神无所养，津液不行，不能生血脉也。心之神，真气之别名也，得血则生，血生则脉旺，脉者神之舍。若心生凝滞，七神离形，而脉中唯有火矣。善治斯疾者，惟在调和脾胃，使心无凝滞……则慧然如无病矣，盖胃中元气得舒伸故也。""脾之志则思""思则气结"，本案患者"脉虚大而数"，故病机断为忧思伤脾，相火妄动。相火扰心，故见怔忡善忘，思虑伤脾，津气不能上承，故见口淡舌燥，气虚不能摄津，故见自汗多汗。脾气不能充养四肢，故加四肢疲软。相火扰于膀胱之腑，膀胱气化功能失司，故见小便白而浊。故治以补中益气丸以补益中气，有补土抑木之妙；合朱砂安神丸以清心君之火，安神养血；更以小坎离丸，以交通心肾。俞震曰：怔忡本非重病，而居官者多患之，因劳心太过，或兼惊忧所致。治法不外养血安神、补元镇怯，然亦难效。莫若抛弃一切，淡然漠然，病自肯去。《太上老君说常清静经》中有云："内观其心，心无其心"。《神仙传》中记载，黄帝曾问道于广成子，何为"治身之道"，广成子告于黄帝曰："至道之精，杳杳冥冥。至道之极，昏昏默默；无视无听，抱神心以静。形将自正，心净心清。无劳尔形，无摇尔精，乃可长生。"吾辈可参考之。

（三）泻肝化痰清心法治少妇薄厥案

一少妇气实多怒，事不如意，忽大叫而欲厥。盖痰闭于上，火起于下而上冲。滑伯仁乃用香附五钱，生甘草三钱，川芎七钱，童便、姜汁炒，煎服，又用青黛、人中白、香附丸服，稍愈，后用吐法，乃安。再用导痰汤，加姜汁、黄连、香附、生姜，下龙会丸，安。

——明·江瓘《名医类案·卷三·厥》

按语：《素问·生气通天论》："阳气者，大怒则形气绝，而血菀于上，使人薄厥。"《黄帝素问宣明方论》："薄厥之状，阳气大怒，形气绝而血菀于上，腹胀飧泄，寒热不散，升降上下。"高士宗曰："阳气者，自下而上，本于阴血……怒则气上不接于下也。血随气行，气逆则血郁于上，气血皆逆，则厥逆。"（《黄帝内经素问直解·卷之一·生气通天论第二篇》）由上可知，薄厥证主肝。此案乃因肝火妄行于上所致。故滑寿以香附理肝气之郁。《玉楸药解·卷一·草部·香附》："香附入足厥阴肝经，开郁止痛，治肝家诸证。"重用川芎行气止痛，载药上行。《药品化义》："川芎，属纯阳……能升，能降，力缓肝……夫芎者，穹也，取至高之义。"气香上行，能升清阳之气，居上部功多；且用童便、姜汁炒，以制其燥性，增其行气化痰之功；更用青黛泻肝清热，人中白降火散瘀。待诸症缓和，又用吐法，取"病在上，吐之则愈"之意。后用理气化痰、泻肝清心之属，以善后调理而安。

（四）清心泻火通便散风法治僧人发狂谵语案

滑伯仁治天宁寺一僧人，病发狂谵语，视人皆为鬼，诊其脉累累如薏苡子，且喘且搏，曰：此得之阳明胃实。《素问》云：阳明主肉，其经血气并盛，甚则弃衣升高，逾垣妄詈。遂以三化汤三四下，复进以火剂乃愈。

——明·江瓘《名医类案·卷八·癫狂心疾》

按语：本案患者病发狂谵语如鬼状，滑寿精于脉，诊其脉累累如薏苡子，且喘（急促疾速）且搏（搏击有力）。故认为此神志失常，发狂、谵语的病机，是阳明胃实，风热实证。故先治以三化汤以泻实祛风。本方出自金·刘完素《素问病机气宜保命集·卷中》，乃小承气汤加羌活而成。方以大黄、枳实、厚朴泻热通便、消滞除满，加羌活以舒达经脉郁滞，诸药合用可外解风邪，内泻阳明热结。又进火剂乃愈。《名医类案》中，魏玉璜按语："火剂，子和谓是黄连解毒汤。"滑寿用以泻余留之心火也。本案是滑寿效法刘完素，对其学术思想进行阐发的效案。患者发狂谵语而视人皆为鬼状，此乃虚妄之象。刘完素曰："谵，多言也。言为心声，犹火燔而鸣，故心火热则多言，犹醉而心热，故多言也。……妄，虚妄也。火为阳，故外清明而内浊昧，其主动乱，故心火热甚，则肾水衰，而志不精一，虚妄见闻，而自为问答，则神志失常，如见鬼神也。"（《素问玄机原病式·六气为病·热类》）虚妄是心火热甚，所以神识昏昧妄语错乱。滑寿平脉辨证，方切病机，故效如桴鼓。

（五）温肝散寒止痛法疗肝疝案

临安陈元善病气，发则脐下筑筑，渐上至心下，呕涌痛懑，手足青，喉中淫淫而痒，眉本痛酸，目不欲视，头不欲举，神昏昏，欲睡而不寐，恶食气，睾丸控引，小便数而欠；年未三十，尪瘵若衰耄人，劣劣不自持。伯仁视其脉弦而涩，曰："是得之忧郁愤怒，寒湿风雨乘之，为肝疝也。属在厥阴，故当脉所过处皆病焉。厥阴肝也，张从正云：'诸疝皆属肝。'《素问》云：'肝欲散，亟以辛散之。'"遂取吴茱萸，佐以姜、桂及治气引经药，兼制茴练等丸，每十日一温利之，三月而病愈。

——明·李濂《李濂医史·撄宁生传》

按语： 杭州陈元善罹患气病，每次发作脐下如捣土状，逐渐上至胃脘胸中，呕吐，胸痛满闷，咽喉痒，眉棱骨酸痛，倦怠乏神，不欲食，睾丸不利，小便频数而短。虽年仅三十，羸弱如八九十岁的老人一般。滑寿诊其脉，见弦而涩之象，认为病乃因七情忧郁愤怒所致，病在肝；后因外感又袭，风气通于肝，肝气不利，故见肝经诸症。此肝疝也，是肝阳不足之证，故治以辛散之法。用吴茱萸以温肝阳、散肝寒、止呕吐、除疼痛。《本草纲目·木部》曰：吴茱萸"开郁化滞……厥阴头痛，阴毒腹痛，疝气。"

又佐以姜、桂、茴等，以助吴茱萸温肝散寒止痛。后果愈。

（六）祛顺丸治痰郁胸膈案

夏思忠病胸膈胀痛，心怔忡，呕逆烦懑不食，情思惘惘不暂安，目眊眊无所睹。撄宁生视之，六脉皆结涩不调，无复参伍，甚怪之，既徐而察之。其人机深，忧思大过，加之脾胃内伤，积为痰涎郁于膈上然也。《素问》云："思则气结。"又云："阳气者静则神藏，躁则消亡。""饮食自倍，肠胃乃伤。"其是之谓乎？为制祛顺丸服之，旋复平和。思忠曰："吾疾诸治罔效，始以为天下无药。兹服生祛顺丸，乃知天下有药矣。"

——明·李濂《李濂医史·撄宁生传》

按语： 本案患者胸膈胀痛，心悸怔忡，呕逆不食。诊其脉见六脉结涩不调，无复参伍，甚怪之。滑寿深谙经旨，认真观察患者情绪，发现患者心机颇深，思虑过度。《文昌帝君百字铭》云："思多血气衰。"中医认为，思多则气结。本案患者饮食不节制，肠胃内伤。气郁则气凝于胸，气郁久则伤脾。饮食内伤脾胃则生痰，且气滞痰凝于胸膈。故滑寿为制祛顺丸，后顽疾竟愈。祛顺丸乃滑寿自制丸剂，具体方药不知，然根据脉证可推测本方可健脾理气、化痰消食。

（七）涌吐法治情志失常案

杭妓有患心疾，狂歌痛哭，裸裎妄骂，问之则瞪视默默。其父母固邀伯仁诊视，脉沉坚而结，曰："得之忧愤沉郁，食与痰交积胸中。"涌之皆积痰裹血，复与火剂清上膈，数日如固。

——明·李濂《李濂医史·撄宁生传》

按语： 本案患者为杭城妓女，其境遇不言而喻。症见狂歌痛哭，裸裎妄骂，问之则瞪视默默。滑寿诊其脉见沉坚而结。《诊家枢要》："沉主气"，"结，主癥结，为七情所郁，沉结为积气在内，为饮，为痰。"《濒湖脉诀》有云："'结脉皆因气血凝，老痰结滞苦沉吟'。越人曰：'结甚则积甚。'"本案患者脉坚而结，故滑寿脉证相参，认为病机为"忧愤沉郁，食与痰交积胸中"，病位在上，法当吐之。故先以涌吐法，吐出积痰裹血；后用清上之剂调理而安。

（八）从风论治心中惕惕案

夏仲儒因拘留赴海，积恐怖，心常惕惕，如畏人捕之状。撄宁生视之，脉豁然虚大而浮，体热多汗。曰："凡病得之从高坠下，仆击搏，留滞恶血，皆从中风论，终归厥阴，此海藏之说也。盖厥阴多血，其化风木然也。有形当从血论，无形当从风论。今仲儒之疾是走无形也。从风家治之，兼为化痰散结，佐以铁粉朱砂丸。"良愈。

——明·李濂《李濂医史·撄宁生传》

按语：本案患者因被捕受惊吓，心中常恐惧不已，如怔忡状。滑寿诊其脉，见豁然虚大而浮，伴见体热、汗多。认为此乃王海藏（即王好古，海藏乃其号）所谓"从高坠下，惊仆击搏，流滞恶血，皆从中风论，终归于厥阴"。厥阴多血，其化风木，是以然也。有形当从血诊，无形当从常治。本案患者因蹈海惊悸，惊而动血，属心。心为之不宁，是为无形，故从风家治之，兼进以化痰散结之属，更佐以铁粉朱砂丸以安魂魄，后果愈。

六、上病下治，下病上治

（一）凉血清下解毒法治呕血案

滑伯仁治一人，病呕血，或满杯，或盈盆盎，且二三年。其人平昔嗜市利，不惮作劳，中气因之侵损。伯仁视之，且先与八宝散，一两日，黄芩芍药汤。少有动作，即进犀角地黄汤，加桃仁大剂。稍减，服抑气宁神散。有痰，用礞石丸。其始脉芤大，后脉渐平。三月而愈。屡效。

——清·吴澄《不居集·上集·卷之十三》

按语： 本案患者呕血二三年，而且思虑劳碌，中气损伤，似乎气虚不能摄血。然滑寿先与八宝散一二日，再服黄芩芍药汤，少有见血，即进犀角地黄汤加桃仁，病情稍轻，即服抑气宁神散；有痰，用礞石丸，三月而愈。其人始见脉芤大，以后脉亦渐平。可见经滑寿细心诊治后，气血已经复常。此案乃见血不治血，上者下之的典型病案。呕血貌似病位在上，却不单纯止血，而是根据病机，从病程、病情各个方面综合考虑，步步为营，治疗层次井然，终达痊愈目的。

又，本案病例中所用八宝散具体方药不清。笔者根据脉证，查阅相关资料，《医方挈领》一书中，有记载八宝散治脏毒远血，似合本方意。黄芩芍药汤，出自《南阳活人书》，即黄芩汤去大枣，专治衄后脉微。

（二）逐瘀下血法治实热衄血案

滑伯仁治马万户妻，体肥而气盛，自以无子，尝多服暖宫药，积久火盛，迫血上行为衄，衄必数升余，面赤，脉躁疾，神恍恍如痴。医者犹以上盛下虚，丹剂镇坠之。伯仁曰：经云：上者下之，今血气俱盛，溢而上行，法当下导，奈何实实耶？即与桃仁承气汤，三四下，积瘀既去，继服既济汤，二十剂而愈。

——明·江瓘《名医类案·卷八·血症》

按语： 本案衄血乃因误治所致变证。初起乃病家之误，因久久不孕无子，自行服暖宫药，积久火盛，火性上炎，迫血上行，血从鼻溢而成衄血。因"面赤""神恍恍如痴"，他医误辨为上盛下虚证，用丹剂镇坠之，而犯实实之戒。滑寿四诊合参，一反庸俗，认为病机是血气俱实，血随火气逆而上行所致，故用《伤寒论》桃仁承气汤导血下行，折其逆势，此上病下治也。更有升降汤调和水火之升降，自然火降瘀行衄止。

临床上，难治病误治者颇多，如本案患者。究其原因，有医家之误，有病家之误，旁人之误，药中之误。《素问·疏五过论》《素问·征四失论》

中，详细记载了医生临证问诊不详、切脉不准、不明病情、盲目处方、不劝说病人等导致的各种过失。清·徐灵胎《医学源流论·病家论》中，列举了病家十误及其表现，还著《邪说陷溺论》列举邪说之误。程国彭在《医学心悟》中，首列《医中百误歌》，是警示医者临证当胆大心细，认真审证求因、辨证论治，而疾病能否尽早痊愈，实不独在医者，亦在病家。如本案患者不孕自服暖宫药，此乃一般老百姓之通病也，不辨体质、不知病情，耳食人言，以误传误，仅凭常识办事。然病家失误，纵遇良医，有时也无回天之力。

（三）凉血逐瘀法治盛暑吐血案

滑伯仁治一人，盛暑出门，途中吐血数口，亟还则吐甚。胸拒痛，体热头眩，病且殆。或以为劳心焦思所致，与茯苓补心汤。仁至，诊其脉洪而滑，曰：是大醉饱，胃血壅遏，为暑迫血上行。先与犀角地黄汤，继以桃仁承气汤去瘀血宿积，后治暑即安。

——清·俞震《古今医案按·卷四·血证》

按语：此案患者，乘盛暑在途中吐血数口，亟还，即大吐血，胸膈拒痛，体热、头眩，兼见暑症，病情危急。他医以为劳心焦思所致，治以茯苓补心汤。本方出自《医统》卷七十引《局方》，由白茯苓、白茯神、麦门冬、生地黄、陈皮、半夏曲、当归各一钱，甘草五分组成；加竹叶、灯心，水煎服；主治思虑过多，心神溃乱，烦躁不寐。滑寿深谙经典，结合时令，四诊合参，辨证巧妙，认为此证不可从内伤论治。盖暑乃火热之气，其性炎上，传变迅速，还易内迫血分。盖患者脉洪而滑，洪乃遭受暑热之邪，滑乃大醉饱食，胃血壅遏，胃热已甚。暑热又蒸迫胃腑，内外之热相煎，致血上逆而见呕血。故滑寿治以凉血逐瘀法，使病得去，人得安。滑寿不拘泥于表象，洞察病机，上病下治，足资后人学习。

（四）从下焦论治妇人反胃案

滑伯仁治一妇，病反胃，每隔夜食饮，至明日中晨皆出，不消化。他医悉试以暖胃之药，罔效。滑视脉在肌肉下（即沉），且甚微而弱，窃揆众医用药，于病无远，何至罔效，心歉然未决。一日读东垣书，谓吐证有三，气、积、寒也。上焦吐者从气，中焦吐者从于积，下焦从于寒。脉沉而迟，朝食暮吐，暮食朝吐，小溲利，大便秘，为下焦吐也。法当通其秘，温其寒，复以中焦药和之。滑得此说，遂复往视，但大便不秘，专治下焦。散寒，以吴萸、茴香为君。丁桂、半夏为佐，服至二三十剂，而饮食晏如。所谓寒淫所胜，平以辛热是也。

——清·张璐《张氏医通·卷四·诸呕逆门·反胃》

按语： 本案患者反胃，每至第二天正午，即吐出隔夜食物，且不消化。他医投以暖胃之药，然乏效。滑寿认真诊其脉见沉而微弱，初起亦认为当服暖胃之药。然为何他医用之罔效？后翻阅李东垣的《活机法要》一书，内将呕吐以三焦分别三因，认为上焦吐属于气，中焦吐属于积，下焦吐属于寒。其曰："吐证有三，气、积、寒也，皆从三焦论之。上焦在胃口，上通于天气，主纳而不出；中焦在中脘，上通天气，下通地气，主腐熟水谷；下焦在脐下，通于地气，主出而不纳。是故上焦吐者，皆从于气。气者，天之阳也。其脉浮而洪，其证食已暴吐，渴欲饮水，大便结燥，气上冲而胸发痛，其治当降气和中。中焦吐者，皆从于积。有阴有阳，食与气相假为积而痛。其脉浮而弦，其证或先痛而后吐，或先吐而后痛。治法当以小毒药去其积，槟榔、木香和其气。下焦吐者，从于寒，地道也。其脉沉而迟，其证朝食暮吐，暮食朝吐，小便清利，大便秘而不通，治法当以毒药通其秘塞，温其寒气，大便渐通，复以中焦药和之，不令大便秘结而自愈也。"滑寿认真读阅此段文字，其读古人书不仅善于思考，又结合临证，遇差异处更善于分析。遂再次去看望患者，见患者大便不秘，故病机断为下焦有寒，故治以散寒止呕法。以吴萸、茴香散下焦之阴寒为君，丁桂、半夏止呕、温下焦为佐，患者服用至二三十剂，而饮食如常。此正是《素问·至真要大论》所谓"寒淫所胜，平以辛热"是也。笔者查阅文献，且根据本案记载，考证《活机法要》一书作者，推测不是张洁古，亦不是朱丹溪，而是李东垣。"书三写，虚成虎，鱼成鲁"，信矣！《素问·至真要大论》"病机十九条"有云："诸逆冲上，皆属于火。"观此案，临证不可不详辨病机之寒热！

（五）从上焦论治小溲不利案

滑伯仁治一妇病，难于小溲，中满喘渴。一医投以瞿麦、栀、苓诸滑利药，而秘益甚。（寿）诊其脉，三部皆弦而涩，曰：经云，膀胱者，州都之官，津液藏焉，气化则能出矣。谓水出高源者也，膻中之气不化，则水液不行，病因于气，徒行，水无益也。法当治上焦。乃制朱雀汤（朱雀汤：雄雀肉一只，赤小豆一合，人参一两，赤茯苓一两，大枣肉一两，小麦一两，紫石英一两，紫菀五钱，远志五钱，丹参五钱，甘草三钱，和匀为粗末，每服三钱，水煎，食远温服。河间朱雀丸：茯神二两，沉香五钱，朱砂五钱，参汤下。），倍以枳、桔，煎用长流水，一饮而溲，再饮气平，数服病已。东垣案渴，此案不渴，分在气在血。合前东垣案看之，方知其妙。

——明·江瓘《名医类案·卷九·淋闭》

按语： 小溲艰涩之证，法当利尿通淋。他医投以瞿麦、栀、茯苓等诸滑利之药，而尿秘益甚。可知病不在下焦。滑寿细诊其脉，三部脉皆弦而涩，弦为阴邪，涩为气滞。《素问·灵兰秘典论》："膀胱者，州都之官，津液藏焉，气化则能出矣。""水出高源"，滑寿认为，本案患者膀胱"气化"功能失常，在于"膻中之气不化"，故水液不行。病由于气机不化，徒行其水，不对病机，只会加重病情。法当治上，与朱雀汤，倍加枳、桔，煎以长流水，升降气机，使气化能够下及，则水亦通行。果一饮而得小便，再饮气平，数服病已。

需要说明的是，膀胱的气化依赖全身气化才能排出尿液。水液入于胃，经胃的游溢腐熟，此气化一也；水液入脾，经脾的运化，此气化二也；水液上输于肺，经肺的宣发、肃降，此气化三也；水液由肺而下肾，经肾的分清别浊，此气化四也。经此四个环节的气化，入膀胱，贮藏到一定的量才能排出。在此过程中，如有一个环节的气化不行，都会使尿液不能正常排出。膀胱的气化，指整个水液代谢过程中的各个环节的水渡转化。除以上四个主要环节之外，还有本案所讲的膻中的气化、三焦的决渎、小肠的分清别浊、大肠的渗下等，临证当细细分别之。

七、效法东垣，独出心裁

（一）过服热药致痿案

滑伯仁治一妇，始病疟，当夏月，医以脾寒胃弱，久服桂、附等药，后疟虽退，而积火燔炽，致消谷善饥，日数十饭犹不足，终日端坐如常人，第目昏不能视，足弱不能履，腰胯困软，肌肉虚肥。至初冬，伯仁诊之，脉洪大而虚濡，曰：此痿证也，长夏过服热药所致。盖夏令湿当权，刚剂太过，火湿俱甚，肺热叶焦，故两足痿易而不为用也。遂以东垣长夏湿热成痿之法之，日食益减，目渐能视，至冬末，忽下榻行步如故。

——清·俞震《古今医案按·卷第八》

按语：滑寿善用李东垣之法。本案妇人夏月疟疾，即是以李东垣法而奏效。本案患者罹患疟疾，夏月之时，他医以为脾寒胃弱，久服桂、附，药久温热偏盛。故后疟疾虽退，而积火燔炽，致消谷善饥，日数十饭犹不足。终日端坐如常人，但目昏不能视，足弱不能履，腰胯困软，肌肉虚肥。至初冬，伯仁诊之，脉洪大而虚濡，伯仁指出：此乃痿证，乃因长夏过服热药所致。盖夏令湿热当权，刚剂太过，火与湿俱盛，上熏浊于肺，肺热叶焦，所以两足痿易而不能用。遂用东垣长夏湿热成痿之法之，应手而效。日食益减，目渐能视，至于冬末，忽然能够下榻，行步如故。《脾胃论·湿热成痿肺金受邪论》："六七月之间，湿令大行，子能令母实而热旺，湿热相合，而刑庚大肠，故寒凉以救之。燥金受湿热之邪，绝寒水生化之源，源绝则肾亏，痿厥之病大作，腰以下痿软瘫，不能动，行走不正，两足欹侧。以清燥汤主之。"除清燥汤外，李东垣又随证立助阳和血补气汤、升阳汤、升阳除湿汤、益胃汤、生姜和中汤、强胃汤、温胃汤等方，示人临证当圆机活法，随证治之。本案根据脉案，当是用李东垣清燥汤而奏效。

（二）清暑益气汤治夏月泻下案

滑伯仁治一人（张佛儿），暑月患中满，泄泻，小便赤，四肢疲困不欲举，自汗，微热，口渴，且素羸瘠，医以虚劳，将峻补之。伯仁诊视六脉虚微，曰："此东垣所谓夏月中暑，饮食劳倦，法宜服清暑益气汤。"投两剂而病如失。

——清·俞震《古今医案按·卷第二·泄泻》

按语：治疗疾病要根据季节环境的不同，来制定适宜的治疗方法，即因时制宜。本案患者泄泻正值暑月，其自汗出、微热、口渴、尿赤，均是罹患暑邪的表现。暑热耗伤气阴，故患者脉虚微，四肢困倦不欲举。患者虽虚，却不能峻补，若峻补则暑邪留恋反伤正气。滑寿深明因时制宜法则，对暑热之邪所致虚证，不峻补，仿李东垣法，用清暑益气汤，两剂而暑去正复。清暑益气汤，出自《脾胃论·卷中·长夏湿热胃困尤甚用清暑益气汤论》。本方健脾化湿，而又能清暑益气。对于脾胃元气本虚，而暑湿之邪乘虚侵害元气致病，症见四肢困倦、身热烦渴、喘促少气、自汗恶风、脉象洪大而缓者，效极佳。

（三）东垣滋肾丸治高年小便不通案

端君宝母，年六十余，病小便闭，若淋状，小腹胀，口吻渴，邀寿诊其脉，沉且涩。曰："此病在下焦血分，阴火盛而水不足，法当治血。血与水同，血有形而气无形。有形之疾，当以有形法治之。"即以东垣家滋肾丸，服之而愈。

——日本·丹波元坚《杂病广要·引医史撄宁生传》

按语： 本案患者年已六十而小便不通，且口不渴。滑寿诊其脉见沉而涩，沉为在里、在下；下焦属血分，涩则血不足。法当治下、治血。滑寿精研李东垣之书，思李东垣曾治长安王善夫病小便不通，服甘淡渗泄之药皆不效。李东垣认为，乃因奉养太过，膏粱积热，损北方之阴（肾中之阴），肾水不足，热在下焦；膀胱肾之室久而干涸，膀胱不能化气，故成"关"之疾。并治以黄柏、知母大苦寒之药以泻火坚阴，肉桂以为引，使阴从阳生，后尿出。本案实与王善夫案同也，病在下焦血分，血中有湿，故皆不口渴。血与水同类，血有形而气无形；有形之疾，当以有形法治之，故治仿东垣法，与滋肾丸，服之果愈。本案亦是寒因热用的典型代表，启示医者，小便不通，一般是用渗利之药，但病情机理不同，就应别开蹊径，病同治异，分别气、血、上、下而处理之。这亦是阐发王冰所谓"无阳者，阴无以生，无阴者，阳无以化"之旨，并把用药经验上升到理论之高度，颇堪玩索。本案中所提及的滋肾丸，由黄柏、知母、肉桂三味药组成，主之下焦邪热所致口不渴而小便秘；亦治肾虚蒸热、脚膝无力，阴痿阴汗，冲脉上冲而喘。

八、深谙经旨，妙用临床

（一）人参白虎汤治自汗如雨案

临安沈君彰，自汗如雨不止，面赤身热，口燥心烦，居楼中，当盛暑帷幕周密。自云：至虚亡阳。服术附药已数剂。伯仁诊其脉虚而洪数，视其舌上胎黄曰：前药误矣，轻病重治，医者死之！《素问》曰："必先岁气，毋伐天和。"术、附之热，其可轻用，以犯时令耶？又曰："脉虚身热，得之伤暑。"暑家本多汗，加以刚剂，脉洪数则病益甚，悉令撤幔开窗。初亦难之，少顷渐觉清爽。为制黄连、人参白虎等汤，三进而汗止大半。诸证稍解，又兼以既济汤（即竹叶石膏汤加附子），渴用冰水调天水散。服七日，而病悉去。后遍身发疡疹，更服防风通圣散，乃已。

——清·俞震《古今医案按·卷第二·暑》

按语： 本案患者，大汗如雨、面赤、身热、口燥、心烦、舌黄、脉洪数，本是阳明白虎证，然因正值盛夏酷暑之时，病者却紧闭门户，躺在严密的帷幕中，故他医误辨为至虚亡阳证，并误投数剂附子、白术方，以热犯热。阳证服阳药，是庸医粗知医书，杀人于无形也。滑寿认真诊察色脉，患者脉虚汗多，结合时令，乃伤暑所致。且患者又妄服术、附刚剂，致阳气鸱张，耗伤津液，故脉洪数兼虚。其后，患者遍身发疮疡，是误服术附之热，热毒外泄所致。《素问·五常政大论》："必先岁气，无伐天和。"《素问·六节脏象论》："不知年之所加，气之兴衰，虚实之所起，不可为工。"警示医者治病用药当合四时法令，以天人合一的理论为指导，方可避免用药错误。滑寿深明经旨，改投黄连人参白虎汤；三剂后患者汗止大半，诸症悉减，更兼以既济汤、天水散等善后，服七日而病悉去。由本案可知为医者当熟读经书，临床诊病用药必须谨记"必先知岁气之太过不及，无过用毒药，伐其天和。太过而补，是盛盛也，不及而消，是虚虚也"（《黄帝内经素问直解·五常政大论第七十二篇》），三因制宜，随节气之变化处方施药。如本案患者暑天生病，当注意结合暑季的特点用药，即暑为阳邪，升散开泄，易耗气伤津，故用药宜凉，使用温热药当慎之！此亦即中医天人相应的整体观念在临床中的具体应用，只有熟读经典，才能在实践中游刃有余，更好地用以指导疾病的治疗。

（二）真武汤治暑月自汗案

　　滑伯仁治一妇暑月身冷，自汗，口干，烦躁，欲卧泥水中，伯仁诊其脉，浮而数，沉之豁然虚散。曰:《素问》云：脉至而从，按之不鼓，诸阳皆然。此为阴盛隔阳。得之饮食生冷，坐卧风露。煎真武汤，使冷饮之，一进汗止，再进烦躁去，三进平复如初。

——明·江瓘《名医类案·卷一·伤寒》

　　按语：本案患者暑月欲卧泥水中，烦躁不安，口干，自汗，诸症皆似暑热之证。然细辨之，身体不觉热而发冷，身冷脉当沉微，而今反现浮而数，沉取豁然虚散。此内有真寒也，乃阴寒内盛，阴盛格阳之证。其脉轻取浮而数等均为假热之象，非暑热也。治病必求之于本，当温救之，故以《伤寒论》真武汤温肾阳，且冷饮之，以防热药入口格拒之。

　　以上两则案例，皆为暑季汗证。然前者指出"必先岁气，毋伐天和"，其自汗如雨乃真热证，滥用白术、附子等温热刚药，是犯时令之禁忌。而本案中却用术、附等温热之方。症同季节亦同，治疗及禁忌却迥异。此即所谓临证当知常达变。前者暑病用热药，是以热犯热，没有辨清疾病根本病机。本案中却不拘泥于时令，从错综复杂的症状中厘清病机根本是真寒假热之证，故以术、附处理之。滑寿辨证活泼精准，知常达变，与其深厚的中医理论基础是不可分割的。

（三）辛温散风逐寒法治疗子嗽案

　　滑伯仁治一妇妊五月，病嗽、痰气上逆，恶寒，咽膈不利，不嗜食者浃旬。伯仁诊其脉浮弦，形体清癯，曰：此上受风寒也。越人云：形寒饮冷则伤肺。投以温剂与之，致津液，开腠理，散风寒，而嗽自安矣。

——明·江瓘《名医类案·卷三·咳嗽》

　　按语：一妇人，妊娠五月，咳嗽，痰气上逆，恶寒，咽膈不利，饮食不馨，已经十日。滑寿诊其脉尚浮弦，望诊见形体清癯。滑寿根据脉证分析，认为此病属于上受风寒。《素问·金匮真言论》："入通于肺，开窍于鼻，……是以知病之在皮毛也。"《灵枢·邪气脏腑病形》："形寒寒饮则伤肺。"按照《内经》之旨，是外感风寒之邪侵袭肺脏，肺气失于宣发肃降之职，肺气上逆故见咳嗽上逆诸症。影响胃气功能，故纳食不馨。《伤寒论》第46条："太阳病，脉浮紧，无汗，发热，身疼痛，八九日不解，表证仍在，此当发其汗。"滑寿熟读张仲景著作，辨得此证为风寒不解。故当从表治疗，以温剂散风逐寒，风寒去而肺胃之气自复如常，后果安。

（四）消滞导气法治妊娠滞下案

三宝廉使仲子之妻，泰不花，尚书妹也，病滞下，昼夜五七十起，后重下迫，且娠九月。众医率为清暑散滞，痛苦尤甚。寿至，诊视曰："须下去滞。"众以娠不肯。寿曰："《素问》有云：'有故无殒，是也。陨者，损也。'动即正产。"乃以消滞导气丸药进之，得顺利；再进，滞去；继以清暑利溲苦坚之剂，病愈，而果孕不动，足月乃产。

——日本·丹波元坚《杂病广要》引朱右《撄宁生传》

按语：滞下者，即痢疾之古称也。病在大肠，多由脾胃不和，饮食过度，停积肠胃，不能克化，大肠传导失职所致。故古有云，无积不作痢。消导攻利为治疗痢疾之大法，本属常见病，然本案患者妊娠九月，众医治以清暑散滞法，孕妇仍以痢疾为苦。滑寿诊其脉，断其为积聚所致滞下。《素问·六元正纪大论》："黄帝问曰：妇人重身，毒之何如？岐伯曰：有故无殒，亦无殒也。帝曰：愿闻其故，何谓也？岐伯曰：大积大聚其可犯也，衰其大半而止，过者死，帝曰：善。""有故无陨"启示医者，孕妇患病，如患有大积大聚，可不忌讳妊娠，可以使用妊娠禁用药，然当"衰其大半而止"，即待病情治愈大半后，就应该停止使用。滑寿独具卓识，认为积不去则痢难已，是欲留其胎而反害之也。故大胆曰"动则正产"，遂用消滞导气之剂下之，后改投清暑之剂。后果滞下除，且足月正产。足以知，读古人书，不如会用古人书也。

九、法无定法，不离阴阳

（一）清燥养阴法治消渴案

滑伯仁治一人，患消渴。众医以为肾虚水竭，津不能上升，合附子大丸服之。既服，渴甚，旧有目疾兼作。其人素丰肥，因是顿瘦损，仓惶请滑视之。曰：阴阳之道，相为损益，水不足则济之以水，未闻水不足而以火济之，不焦则枯。乃令屏去前药，更寒剂下去，荡去火毒，继以苦寒清润之剂，竟月平复。

——明·江瓘《名医类案·卷二·消渴》

按语： 本案患者素虽丰硕，貌似气虚痰盛之体。罹患消渴，俗医不懂辨证，以常法治之，认为此乃肾虚水竭，津不上承之证，并用附子大丸补肾阳以救之，欲使肾气蒸腾而阴随阳升，然服后渴不减反增，平添顿然瘦损之症。仓皇之下，请滑寿诊视。滑寿认为，此乃燥热伤阴之证，阴阳之道，是互相补益，又互相损耗。水不足自然要以水救济，火不足又当以火救济，水本不足却不分阴阳，以阳火济之，反也。故急令停服前药，并先投以清燥热药，待热退再进以养阴清热之剂。月余调治，竟得康复。

本案实为论述了刘完素的水火升降论。《素问病机气宜保命集》："坎中藏真火，升真水而为雨露也。离中藏真水，降真火而为利气也。"又说："水火之阴阳，心肾之寒热，荣卫之盛衰，犹权衡也，一上则必一下，是故高者抑之，下者举之，此平治之道也。"本案乃是阴阳水火升降失常，是阴水不足导致水火不济而成消渴。读者可参刘完素相关理论思考之。

（二）以时辨证愈晨起泄泻案

治一人，每日早起大泻，或时腹痛，或不痛，空心服热药不效，令至晚食前服即效，以暖药一夜在腹，可胜阴气也，与酒客湿泄，服汤药不效，服丸散即效同意。

——清·张璐《张氏医通·卷七·大小府门·泄泻》

按语：本案是根据《内经》因时制宜的法则，以疾病在不同时辰所表现的症状特点来进行辨证的良好验案。患者每日早起即大泻，或伴腹痛，其空腹吃热药无效，然至晚饭前服用热药却有效果。何也？盖晨起属阳，夜晚属阴，晚上吃药，可以使暖药一夜在腹，以胜阴气。使得晨起阴气不会更盛，阴阳不相激，则病不作。由此，同样的药物，因为服用时间的不同，收到的效果也大不一样，这是根据昼夜阴阳消长的规律而给药治病的。本案正是抓住了患者疾病阴阳偏盛偏衰的规律，用药考虑时间因素，取得了较常规给药更好的临床疗效。又以酒客为例，指出不仅服药时间需要格外重视，药物剂型亦可影响疾病痊愈，盖丸散属阳，汤剂属阴。其法不同，其意则同。

（三）破血下瘀法治鬼胎案

滑伯仁治疗孝庙庙祝杨天成一女，薄暮游庙中，见黄一神，觉心动，是夕梦与之交，腹渐大而若孕。邀伯仁延医，诊之，曰：此鬼胎也。其母道其由，与破血堕胎之药，下如蝌蚪鱼目者二升许，遂安。

——清·魏之琇《续名医类案·卷二十四·鬼胎》

按语：早在隋代的《诸病源候论·卷四十二》中，即有对鬼胎的记载："夫人脏腑调和，则血气充实，风邪鬼魅，不能干之。若荣卫虚损，则精神衰弱，妖魅鬼精，得入于脏，状若怀娠，故曰鬼胎也。"明代虞抟曰："妇人怀鬼胎者何欤？曰：昼之所思，为夜之所见，凡男女之性婬而虚者，则肝肾之相火无时不起，故劳怯之人，多梦与鬼交。夫所谓鬼胎者，伪胎也，

非实有鬼神交接而成胎也。古方有云，思想无穷，所愿不遂，为白淫。白
浊流于子宫，结为鬼胎，乃本妇自己之血液淫精，聚结成块，而胸腹胀满，
俨若胎孕耳。非伪胎而何？"《医宗金鉴》中载："鬼胎者，因其思想不遂，
情志相感，自身气血凝结而成，其腹渐大如怀子形状。"

　　本案中女子因薄暮阴气将盛之时至庙宇中，见黄衣神觉心动；至晚眠
时，梦与之交，后腹渐大而成鬼胎。虞抟认为："此非遇神交乎？曰：有是
事而实尤是理，岂有土木为形，能与人交而有精成胎之理？非神之惑于女，
乃女之惑于神耳。意度此女年长无夫，正所谓思想无穷，所愿不遂也。"滑
寿治以破血类药，后下如蝌蚪鱼目者二升许，痊愈。笔者以为此种疾病多
发生在阴盛人之体，又遇阴性之病因而渐成"鬼胎"。从情绪而言，欢喜属
阳，抑郁属阴，阴盛久则感阴邪之物，痰饮、瘀血等俱属阴。当下之而愈。
清·傅青主创制"荡鬼汤"，方用红花一两，大黄五钱，雷丸三钱，水煎
服，倾盆泻出血块，如鸡肝者而愈，值得玩味。

十、伏其所主，亦工哑科

（一）泻下攻积法治幼女伤食腹痛案

　　滑伯仁治丘仲山女，才八岁，病伤食煎煿，内闷，口干，唇舌燥黑，
腹痛不可忍。或以刚燥丸药利之，而痛闷益甚。寿遂以牵牛、大黄清快药
为丸，以伏其燥，利而愈。

　　　　　　　　　　　　　　　　　——明·李濂《李濂医史·撄宁生传》

　　按语：小儿伤食，皆由过食生冷坚硬之物，脾胃不能克化，积滞中脘
所致。此案中患童因多食煎炒烤干等食物，症见口干，脘闷，唇舌干燥，
腹痛不可忍。他医以刚燥的下利丸药治疗，诸症不减，反致腹痛脘闷加重。
滑寿认为，本案患者病因虽为伤食，然病久已成癥积，刚燥之药徒伤阴液。

当急用牵牛、大黄等泻下去积等峻利药，以去其肠胃积滞。牵牛子，大寒，具味苦性寒之属，善于泻下攻积。《神农本草经》：大黄"破癥瘕积聚，留饮宿食，荡涤肠胃，推陈致新，通利水谷，调中化食，安和五脏。"《玉楸药解》：牵牛子"入足阳明胃、手阳明大肠……下宿谷坚瘕。"《素问·至真要大论》："必伏其所主……"滑寿深谙经旨，辨证求因，审因论治，进而依法选方用药，方使之病愈。本案中，他医使用刚燥药，而刚燥药只会更伤阴液，加重患儿在里之宿积，必先下其宿积，病方可愈。

（二）艾灸合枣肉丸愈婴儿泄泻案

滑伯仁治胡元望之女，生始六月，病泄泻不已，与灸百会穴愈。滁州赵使君云：其女年甫周岁，忽苦脏腑泄泻，每所下如鸡子黄者半盆许，数日之间，几至百行，渐作惊风症。有一士大夫，教以钟乳粉二钱，以枣肉和搜，令取意食之。不然以浓煎枣汤，调钟乳粉亦可，以小儿只用一钱，已平复矣。传方者云：他日或作小疮疡不足虑。儿子清辉，年三岁，过镇江时病久，泻危甚，用此法服至半两遂安，亦不生疮。

——清·魏之琇《续名医类案·卷二十九·泄泻》

按语：胡元望之女六月即泄泻不止，属阳气虚衰。婴儿汤药难以下咽，故治以艾灸百会穴，以升阳益气。赵使君女刚满一岁，泄泻日久渐成慢脾风证。结合小儿服汤药困难的特点，将钟乳石粉和枣肉做丸令小儿食之，确属妙法。钟乳，味甘性温，入足太阴脾经，可燥脾中寒湿。《名医别录》曰"益气，补虚损"，研粉和枣肉为丸，共奏健脾温阳止泻之功。

综上所述，滑寿精研中医经典，具有深厚的经学基础，又善于汲取历代医家之长，集成李东垣、刘完素、张从正、王好古等医家的学术思想，结合临证灵活变通。其精于脉诊，善于四诊合参，重视疾病的来龙去脉。其胆识过人，治病常能不执成见，别出心裁，而出奇制胜。其善用历代名家方剂，如用张仲景的真武汤、四逆汤、承气汤、柴胡汤、人参白虎汤，李东垣的滋肾丸、补中益气汤、清暑益气汤，刘完素的防风通圣丸，张从正的三和散等，治疗各种疾病。更结合实际，自拟混沌汤、祛顺丸等，可惜年代久远，其所制方剂药物已无从考证。其随证立方，方从法出，法无定法。滑寿不仅能以汤液治疗伤寒、杂病、妇人疾患等，更以针灸治病著称于世。而且，临证之时，结合具体病情，选择不同的剂型，常用丸剂治疗小儿疾病、年老之人癃闭、疟疾等，或以内服外用相结合治病。而药物服用方法亦因人、因病制宜，如治疗阴盛格阳证，采用温热之剂真武汤冷服。滑寿医理精深，医术高超，其临床医案，无不反映了中医临床之灵魂：整体观念、辨证论治。滑寿治病多奇中，诚如明代医家孙一奎所赞，其"技艺之精不下丹溪"。滑寿留下的病案虽然不多，然值得后学者认真玩味。

滑寿

后世影响

一、历代评价

《明史·滑寿传》曰："年七十余，容色如童儒，行步矫捷……"滑寿享年 82 岁，乃古代长寿中医之一。滑寿以为"天下之事，循其故则其道立，浚其源则其流长"（《难经本义·自序》）。而中医源于岐黄，故滑寿尤为重视进入岐黄堂奥的《黄帝内经》《难经》《伤寒论》等中医经典著作。其所存于世的《读素问钞》《难经本义》《十四经发挥》《诊家枢要》《麻疹全书》等著作，均乃经典理论之发挥，对后世影响巨大。宋濂、吕复等盛赞其为"医学津梁""医门之司南"。滑寿自幼好学，善儒工于诗，长而业医，被称为"医师一代之良"，明代戴良曾撰《怀滑撄宁》曰："欲为散木留官道，故托长桑说上池。"滑寿由儒转医，其发挥儒家通解古书之长的优势，对经典著作进行归纳、分类、注释、考订，又结合临床实践，发挥经典未竟之意，对中医学经典著作的继承与发展做出了卓越的贡献。

《读素问钞》将《素问》重新进行排列，分为藏象、经度等十二类。其开节略类编《素问》之先河，历代医家对此书的评价甚高。明·张景岳曰："粤稽考古，则周有扁鹊之摘难，晋有玄晏先生之类分，唐有王太仆之补削，元有滑撄宁之撮钞，鉴此四君子而后意决。"（《类经·序二》）张景岳高度赞扬《读素问钞》的分类方式，并以之为借鉴而著《类经》。清嘉庆、道光年间，李筠嘉所著《慈云楼藏书志》曰："后来景岳介宾《类经》亦仿伯仁为之也。"明·李中梓亦推崇《读素问钞》类编《内经》的分类法，其著作《内经知要》即参考了滑寿选择分类的体例。明·程文杰对《读素问钞》评价尤高，言"医有《素问》，犹吾儒之有《四书》，不读《素问》不

知病源，不读《四书》，不知道理"；"时医只知禁方疗疾，不知病源，误人
多矣！许昌滑伯仁《读素问钞》九卷，其删取其精，编辑之审，其功犹程
朱二夫子之于《四书》也。"《中医古籍珍本提要》评价曰："此书选录《素
问》中的重要内容，分为藏象、经度、脉候、病能、摄生、论治、色诊、
针刺、阴阳、标本、运气和汇萃十二类，于每类中有关辞奥义晦之处，作
了简要的诠释。"

　　《难经本义》一书，辨证精核，考证亦极详备，深博后世之推许，故清
修《四库全书》采之入录。本书被认为是历代注释《难经》中最为出色的，
特别是他从《内经》角度出发，将篇首各条"经言"文字，依《素问》《灵
枢》逐一考释疑义，营卫度数、尺寸部位、阴阳五行、脏腑内外、脉法病
能、经络流注、针刺腧穴，莫不赅备。其融唐、宋、金、元诸家学说为一
炉，且有重要发挥，在《难经》注本中影响巨大，元以后一直受到医家的
高度评价。张翥在《难经本义·序》中赞："阅之使人起敬，有是哉？君之
精于医也，条释图陈，脉络尺寸，部位虚实，简而明决。"近人张山雷赞曰：
"伯仁本是通儒，以其余艺习医，宜乎说理条达，辞旨雅驯，《本义》是作，
诚为金元间医学中不可多得之书。"（《难经汇注笺正·四库全书·难经本义
提要·笺正》）《四库全书总目提要》："《难经》者，谓经文有疑，各设问难
以明之。其中有此称经云，而《素问》《灵枢》无之者，则今本《内经》传
写脱简也。其文辨析精微，词致简远，读者不能遽晓，故历代医家多有注
释。寿所探摭凡十一家，今推寿书传于世。书首列汇考一篇，论书之名义源
流；次列缺误总类一篇，记脱文误字；又次图说一篇，皆不入卷数。其注
则融汇诸家之说而以己意折衷之。辨论精核，考证亦极详审。《撄宁生传》
称："《难经》本《灵枢》《素问》之旨，设难释义，其间荣卫部位、脏腑脉
法，与夫经络腧穴，辨之博矣，而缺误或多。愚将本其旨义，注而读之，
即此本也。寿本儒者，能通释古书之义，故其所注释他家所得为多矣。"

二、后世发挥 🕊

（一）发挥经典之宏旨，博后世之称赞

滑寿在《十四经发挥》中，将任、督二脉与十二经脉合论为十四经，以十二经脉的流注先后为序注明有关穴位，并附入任督二脉之专穴，使经络学说更加完善，十四经的重要作用因之逐渐被人们所认识。对于经脉，滑寿下定义为"谓之经者，以血气流行经常不息者而言"；"谓之脉者，以血理分衺行体者言也"。关于络脉，滑寿认为"络脉者，本经之旁支，而别出以联络于十二经者也"，其将四肢经脉中的一些交通支脉都归为络脉，即"络脉传注，周流不息"。其有关针灸学的内容，加以提纲挈领，使之有一更系统的概念。其参照《金兰循经》首创循经限穴，论穴不离经，论经不舍穴，通考遂穴六百四十又七，为后世针灸家取穴定位的张本，自元迄今，其功不泯；其分卷专论奇经八脉，为后世探讨奇经八脉带来了许多方便；其制定经穴图谱，咏歌宜诵，使得后学者学习经络腧穴一目了然。此书梓行后，对后世影响极大。马元台、张景岳、张隐庵等人，在注解《内经》中有关经脉的内容时，都以滑注为依归。在《灵枢·经脉》中，原本并不载穴位，如足少阳胆经，《灵枢》原文为"起于目锐眦，上抵头角，下耳后"，而穴位的分布却从瞳子髎到风池，头之前后计有二十穴。滑寿将其分为三折：自瞳子髎折至完骨，再向前折到阳白，再向后折到风池。此种解释源于《金兰循金取穴图解》，后世亦相沿用。盛应阳赞曰："周悉详尽，曲畅旁通，后之医者，可披卷而得焉。"近代针灸大家承淡安说："元代针灸能够盛行，应归功于滑寿。"其诚可谓元末明初著名的针灸大师。《中国医学百科全书·医学史》曰："这是一本论述人体经络学说的著作。卷上、卷中两篇正文部分均按《金兰循经》一书，滑氏则做出了注释和补充。卷下

名奇经八脉篇，主要参考《素问》《难经》《甲乙经》及《圣济总录》等书，对奇经八脉的循行主病及所属经穴部位等作了较系统的论述。全书文字简要，并附有仰、伏人尺寸图及十四经的经穴分图。"

滑寿认为，"医者莫先于脉"，故撰《诊家枢要》一卷，整理归纳并分析了二十九种脉象的脉形与主病，颇有发挥。首论脉象古旨及辨脉法，系统地论述了四季正常脉象、脉位、切脉须知和三十种不同脉象的主病、体状以及妇人、小儿脉法，并对《内经》《难经》《脉经》《伤寒论》中脉论删繁去杂，撮其枢要，以分类对比的方法，把体状相近和相反的脉象分别归纳为"浮沉、迟数、滑涩、长短、虚实、大小"等体状相反的六大类，纲举目张，形彰易明，言简意赅，且对脉学有颇多独到见解，认为"殊不知至微者理也，至著者象也。体用一源，显微无间，得其理，则象可得而推矣。是脉也，求之于阴阳，对待统系之间"。《中国医学百科全书·医学史》："本书首论脉象大旨及辨脉法，包括左右手配脏腑部位、五脏平脉、四时平脉、三部所主、诊脉之道等内容。滑寿阐述持脉的要领及察脉法等，有颇多独到见解。在切脉方面，滑寿所归纳的举、按、寻三法，尤为后世医家所重视和效法。"

滑寿通晓哑科，尤其擅长麻疹的诊治，著有《麻疹全书》。在本书中，滑寿对麻疹未发疹以前的症状描绘的非常形象而生动，切合临床，易于临床辨认。对麻疹前期特有的口腔黏膜斑描述清晰，是世界医学史上的最早记载，可谓世界医学史之最。

（二）善于临床之辨证，启后世之医者

滑寿由儒而后及医，古文功底深厚，又笃信《内经》《难经》《伤寒论》等中医经典著作。滑寿能够圆机活法，摒除假象，辨证准确。其临证治病，四诊合参，又尤其重视脉诊，常能据脉于复杂的疾病表象中判断疾病的根本病机，进而处方治病。同时，滑寿又能根据脉诊判断疾病发展及预测疾

病预后吉凶。滑寿治病，法无定法，常能根据病情病势的不同，或进以汤药，或施行针术，或药饼外敷，或艾灸特定穴位，或针药并用，故常得桴鼓之效。如尸厥一症，其卒冒闷如死尸，身体独如常人而动也。《素问·厥论》云："厥……或令人暴不知人……岐伯曰：'阴气盛于上则下虚，下虚则腹胀满，阳气盛于上则下气重上而邪气逆，逆则阳气乱，阳气乱则不知人也。'"《素问·缪刺论》曰："尸厥，刺其足大指内侧爪甲上，去端如韭叶，后刺足心，后刺足中指爪甲上各一痏，后刺手大指内侧，去端如韭叶……立已。滑寿深谙经旨，以经文指导临证，认为尸厥之证，乃"因阴气盛于上，则下气重上而邪气逆，邪气逆则阳气乱，阳气乱则五络闭结而不通，故其状若尸。"滑寿临证治疗"尸厥"，"刺隐白、厉兑、涌泉，于少商、中冲、神门各一痏。"（参滑寿《读素问钞·卷下之四》注释）反映出其熟谙经旨，擅长用针灸治疗各种急性重病，对后世医者多有启示。

刘仁本在为《难经本义》作序时，评价曰："许昌滑君伯仁甫，挟岐黄之术……精于诊而审于剂者也，愈疴起瘤，活人居多。余坐足疾，人人治而弗痊。有言伯仁善治法，余致之，听其议论，皆自《难经》而来，迥异于世之言医者。"宋濂赞曰："江南诸医，未能位之先也。"（《十四经发挥·序》）《仪真县志》曰："（撄宁生）多治验，所至人争延致，以得撄宁生一决生死为无憾。生无问贫富，皆往治不责报，遂知名吴楚间。"《明史·方技传》孙一奎赞："滑寿术有奇中，治有明征，其长技将与刘、张、李、朱诸公并称不朽。"滑寿对明代孙一奎的影响很大，临床受其启发颇多，在《赤水玄珠医案》中明显展现出孙一奎继承了滑寿著述、诊病的标格。

三、学派传承

滑寿上宗《内经》，中参张仲景，下学金元医家，近法各地医术高尚医家，如学医于京口名医王居中，学针法于东平高洞阳等。其学本于《内经》《难经》《伤寒杂病论》，又采撷李东垣、刘完素等医家之精义，同时参以己意，旁及各家，其著述以注释经典为主，重视针灸经络学说，又长于临床，对后世医家影响极大。弟子得其传者，有骆则诚、周原启、吴温夫等。

（一）《读素问钞》对后世的影响

1. 汪机《读素问钞续注》

滑寿的《读素问钞》对后世影响巨大，而受其影响最大者莫过于明代汪机。汪机自省之，号石山，皖南祁门人，少为邑诸生，以母病究心医学，广探岐黄仓扁遗旨，遂臻精邃，从遊者众，勤于著述，重视临床，跟滑寿一样，亦是儒医典范，为明代中后期的著名医家。汪机对滑著《读素问钞》一书，尤为称赞，称其"删去繁芜，撮其枢要，且所编次，各以类从，炽然有序，非深于岐黄之学者不能也。"然汪机认为，本书惟嫌略于注解，浅学者不易遽晓，故爰依滑著旧目，续采王冰原注（王氏所注多略不取），间附己意，参补其间，以成是编。其增注而成《读素问钞续注》，自序于明正德己卯（1519），出版分刻于嘉靖甲申、乙酉、丙戌诸岁。据卷前门人等跋识尚有晚至嘉靖辛丑（1541）者，则属汪机殁后次年之事。此书属凡上、中、下三卷，卷前载序跋及像赞诸文。卷上：藏象、经度（十二经及任督二脉）、脉候、病能；卷中：摄生、论治、色诊、针刺；卷下：阴阳、标本、运气、汇萃、补遗（实为十三类目）。各类目正文之中，凡滑寿自注者如旧，并以"今按"开头，凡汪机续采王冰之注者，标以"续"字，间附己意者，标以"愚谓""愚按"二字，以资识别。盖亦不掩前人之意耳。汪机此书，对滑寿原编续补注文，显具踵事增华之益。序例中明示"续"字者，专指续补注文而言。从本书汪机自序中可见，汪机对《读素问钞》原文中并未将王冰原注全部收录，仅在一些滑寿以为较难明白的地方引用王冰原注（经文最难晓处，附其一二）。而汪机自己的注释有对原文的自我理解，还有引述其他医家的相关阐述。本书中，既有《素问》原文、"王冰注""滑寿注"，又有汪机补注。因《读素问钞》略于注释，故流传不广，而汪机之注，弥补了其缺陷。故《读素问钞》后世之所以流传久远、影响深广，很大程度上得力于汪机的《读素问钞续注》。

汪机注释经典，勤于校注，其补充修订了滑寿之注释，以详明经义。如《素问·五脏生成》"徇蒙招尤，目冥耳聋"句，滑寿注曰："徇"乃"眴"误，"尤"为"摇"误，"徇""眴"声相近，"尤""摇"古通用，汪机以为然。"招尤"通"招摇"。"徇蒙招尤"即头目昏蒙，动摇不定，乃下文所谓目冥也。《素问·调经论》："病在血，调之络。"滑寿引王冰之注："血病则络脉易，故谓之络。"汪机续注曰："易乃变易其常也。"滑寿注释经典重视临床，汪机续注时，亦密切结合临床，结合个人见解发挥之。如《素问·五常政大论》："帝曰：有毒无毒，服之有约乎？岐伯曰：病有久新，方有大小，有毒无毒，固宜常制矣。大毒治病，十去其六；常毒治病，十去其七；小毒治病，十去其八；无毒治病，十去其九。谷肉果菜，食养尽之，无使过之，伤其正也。"汪机注曰："约，节约也。假如无毒治病，病已十去其九，须以此为节约，再勿药也。须以谷、肉、果等随五脏所宜者，食之、养之，以尽其余病也。无毒之药，性虽平和，久而多之，则气有偏胜，脏气亦偏弱矣。大毒性烈为伤也多，小毒性和为伤也少，常毒之性减大毒一等、加小毒一等，所伤可知，故至约必止也。"由此注解可见，汪机结合临床注释经文，见解精辟。汪机续注《素问》，补充修订滑寿之注释，以详明经文奥义。如，《素问·阴阳应象大论》："水火者，阴阳之征兆也。"汪机续注曰："征，信也，验也。兆，先也。以水火之寒热，彰信阴阳之先兆也。"

汪机对《读素问钞》的注释中，对"病能"篇的注释最为深刻。如"帝曰：夫百病之生也，皆生于风寒暑湿燥火，以之化之变也。《经》言：盛者泻之，虚者补之，工巧神圣，可得闻乎？岐伯曰：审察病机，无失气宜，此之谓也。"汪机注曰："病机不出乎运气，诸病之生或属于五运者，或属于六气者，不可不审察也。经曰：治病必求其本是也。无失气宜，言治法也，必须别阴阳、辨标本。求其有无之所以殊，责其虚实之所以异，汗吐下不失其宜，寒热温凉各当其可，不使有差殊乖乱之失可也。《经》曰：无失天信，无失气宜。又曰：必先岁气，无伐天和是也。"汪机对本段经文的注释，除了阐明病机与运气二者的关系外，还强调要别阴阳、辨标本，定虚实，以应岁气。只有如此，才能选择对应的治则治法。汪机对运气学说深有研究，又精于临床，对"病能"篇有关病机的经义结合运气学说和临证经验进行阐释发挥，使之简明而易懂。尤其是关于病机十九条的相关经文阐释巧妙，对后世医家启发极大。无怪乎嘉靖休宁湖山程文杰赞曰："汪君省之，复取王氏注参补其间，注之而未尽者，用己意补之，其继往开来之功甚伟。"

2. 徐春甫《内经要旨》

徐春圃，字汝元，号东皋，祁门人，幼年攻儒，因体弱多病，乃弃儒学医，悉心研究《内经》《难经》等中医经典著作，并广泛涉猎各种医书。因"以儒通医"，故"其术易精""治病多奇中"。在习医过程中，其深感《黄帝内经》之奥妙，认为"医之精髓奥妙，《内经》一书备之"，称"《内经》《灵》《素》为万世医学之鼻祖"，言"其后诸贤悉宗其义而发明之，未有舍《内经》而成良医者"。然因《内经》代远年湮，文字古奥，又多脱漏误衍，而后人之注释"率用己意，别立门墙……校正徒勤而真传靡获"；而"自唐太仆启玄子注释，得失相半，嗣以滑氏钞而陈之，尚未足以尽善"，故发心重新校勘《内经》，"乃敢因滑氏之钞目，而益以诸贤之勾玄，提注详明，辨释条达"，而成《内经要旨》。在编纂校注本书时，徐春圃"搜访中外，裒集众本，浸寻其义，正其讹舛，十得其三四，余不能具。窃谓未足以称明诏，副圣意，而又采汉唐书录古医经之存于世者，得数十家，叙而考正焉。贯穿错综，磅因礴会通；或端本以寻支，或溯流而讨源；定其可知，次以旧目。正谬误者六千余字，增注义者二千余条。一言去取，必有稽考；舛文疑义，于是详明"（《内经要旨·序》）。《内经要旨》以类编的方式，仿滑寿《读素问钞》的体例，将《内经》分为阴阳、摄生、病能、论治、脉候、色诊、藏象、经度、运气、标本、针刺、骨空等十二篇。本书集中体现了《内经》精义，其"类编"《内经》的方法，渊源于滑寿，又有发挥，对后世医家如张景岳等，具有重要启发作用。

3. 张景岳《类经》

明·张景岳历时三十年，易稿四次，完成《类经》一书。本书对《内经》全文重新分门别类并加以注释，而其分类法就是受到《读素问钞》的影响。细观本书，与《读素问钞》的分类有颇多相似之处。同时，又对《素问》《灵枢》进行了全书类编，其将一篇分为若干节，数节合为一节，以保证《内经》一书的完整性。其仿滑寿，对《素问》《灵枢》之内容归纳统一，分为摄生、阴阳、藏象、脉色、经络、标本、气味、论治、疾病、针刺、运气、会通等十二类，共三百九十条，三十二卷，纲举目张，次序井然。

张景岳亦是儒医的代表。其认为研究《黄帝内经》，应当像儒家经典那样进行研究。其知行合一，三十年如一日，研习经文奥义，以使难处能明，奥处能晓。张景岳认为，滑寿的《读素问钞》，虽然发掘了《内经》的部分精义，但难窥经文全貌。故发心重新注解《内经》，"冀有以发隐就明，转难为易，尽启其秘而照之于人，务俾后学了然，见便得趣，由堂入室，具悉本原，斯不致误己误人，咸臻至善，于是乎详求其发，则唯有尽易旧制，颠倒一番，从类分门，然后附意阐发，庶晰其韫"（《类经》自序）。其另构新法，对《内经》全文进行分门别类，编为《类经》，所分十二门类，使得《内经》眉目更为清晰，便于后世学习。张景岳的《类经》借鉴了滑寿的分类方法。《类经》中藏象、摄生、论治、针刺、阴阳、标本、运气七类，与

《读素问钞》相同；经络、脉色、疾病、汇通等四类，与《读素问钞》的经度、脉候、色诊、病能、荟萃五类基本一致。张景岳将《读素问钞》的"脉候""色诊"两类合并为"脉色"，同时又增加"气味"类。除了分类法，张景岳在十二门归类条文时，亦绝大部分延续了《读素问钞》各类中所收录的条文。无怪乎《慈云楼藏书志》曰："后来景岳介宾《类经》亦仿伯仁为之也。"

4. 李中梓《内经知要》

明代李中梓，字士材，乃明代兵部主事李尚衮之子。其早年习举业，后因体弱多病，自学岐黄之术，由儒而转学医，上及《灵》《素》，下探金元，颇有心得。其对滑寿的《读素问钞》等著作大为赞赏，滑寿的著作、临床经验等，均对李中梓有重要影响。李中梓认为，《内经》乃医学之渊薮，理奥趣深，为便于后世医家理解，其精选《内经》重要篇章条文，依据其理论体系重新编次，参考王冰、滑寿等人的注释，以己见为主，逐条注释《内经》原文，分为上、下两卷；上卷论述道生、阴阳、色诊、脉诊、藏象；下卷论述经络、治则、病能等，共计八个门类。其于每篇之末均附按语，归纳总结。注释文字中，敢于提出自己的见解；训释条文，颇有见地，且切合临床，说理透彻，对临床诊疗具有重要的指导意义，为后世医家所称赞。诚如《素问·至真要大论》所云："知其要者，一言而终，不知其要，流散无穷。"《内经知要》内容简要，选录切要，讲解清晰，充分体现了"知要"之意，注释言语简洁独到，文字质朴，尤其适合初学者，故流传甚广。诚如秦伯未先生所说："《内经知要》是中国古典著作《黄帝内经》的简化本。"

5. 丁瓒《素问钞补正》

丁瓒，字点白，江苏镇江人，嘉靖丁丑年中进士，官至温州府知府，亦儒医也。其崇尚滑寿之学，并研究之。在其为官期间，见当地医生多不学习《黄帝内经》，致庸医泛滥。又鉴于滑寿《读素问钞》岁久年深，传写多讹，医者病其亥豕，置而弗学。故于政事之暇，取滑著钞本，手自补正，使更相传录，择弟子诵习焉。本书约成书于嘉靖中期。《四库全书总目提要·医家类》："初，滑寿著《素问钞》，岁久传写多讹。瓒因其旧本，重为补正，复兼采王冰原注以明之。凡十二门，悉依寿书旧例，又以五运六气主客图并诊家枢要附于后。"其书对滑寿原辑经文之易晓者从之，五脏则详释一藏，余藏类推，悉依《读素问钞》旧例分为十二门，主采王冰注解，酌为损益，间附丁氏见解。凡汪注皆不标明，滑注则曰"滑云"，凡出己见则标圈以别之。并为昌明气运、脉理之学，取五运六气主客图及滑寿的《诊家枢要》，附缀于后。因本书以《读素问钞》为基础，故是学习《读素问钞》时的重要参考书籍。

6. 汪昂《素问灵枢类纂约注》

汪昂，字讱庵，明代万历至清康熙年间新安休宁人，为明末诸生。儒学功底颇深。清代顺治初年弃儒攻医，笃志方术。汪昂尤为重视《黄帝内经》，认为"医学之有《素问》《灵枢》，犹吾儒之有《六经》《语》《孟》也。病机之变，万有不齐，悉范围之，不外是焉。古之宗工与今之能手，师承其说，以之济世寿民，其功不可究殚。"他将《素问》《灵枢》中的主要内容撷出，以"比类而分次之"的原则，参考王冰、滑寿等注，"博采群书，遐稽经册，集前人之长，成一家之说"，"特为珠联，以愚意条析"，"去其奥僻，采其菁英"，分类注释，历经三十余年而成《素问灵枢类纂约注》。本书分上、中、下三卷，仿滑寿《读素问钞》，分为藏象、经络、病机、脉要、诊候、运气、审治、生死、杂论等九类；文字浅显通达，多有发挥；无论自注、引注皆条理清晰，言简意赅。本书虽对《内经》原文删选，却无割裂原文之弊。所选内容多系《内经》学术价值较高的原文，以类相从，分类编次，使本书系统性极强，深受后世医家学者喜爱。据《中国医籍通考》统计，现存版本达35种之多，足见其流传广泛和对后世影响之深远。

由上可见，滑寿的《读素问钞》在后世影响深远。汪机的《读素问钞续注》、徐春甫的《内经要旨》、张景岳的《类经》、李中梓的《内经知要》、丁瓒的《素问钞补正》、汪昂的《素问灵枢类纂约注》等，无不参考《读素问钞》的分类法，并各自有所发挥，对《黄帝内经》的传承起到了重要作用。时至今日，这些书籍仍是学习《黄帝内经》的重要参考书。

（二）《难经本义》对后世的影响

1. 莫熺《难经直解》

莫熺，字丹子，号皋亭，浙江武林（杭州旧名）人，清初著名医家。十九岁时即开始学习《内经》《难经》等中医经典著作。《难经直解》，又名《详注难经脉诀直解》，也是《莫氏锦囊十二种》之一种。本书计二卷，是对中医经典著作《难经》的解释。莫熺认为，"后之注《难经》者，不啻十余家，然文繁者失之过多，辞寡者失之太略，二者皆非初学之津梁。盖《难经》一书，设为问答，其义业已解明，奚烦多赘？但业是术者，恐未及究心《灵》《素》之奥旨，而经络穴名多所不晓，况初学乎？"而滑寿著《难经本义》秩然有序，诚为注释《难经》之津梁。故莫熺以滑寿之注为本，又细考各家之说，联系《黄帝内经》相关原文对《难经》诸条加以考订、训释。对原文中"或误、或阙、或错简、或衍文，疑词诸义悉遵滑氏，重加删订而为《难经直解》"。莫熺直接以《内经》原文阐释《难经》，注释会通晓畅，并附莫氏个人心得为补充，旨在为初学者正本清源。

2. 周学海《增辑难经本义》

周学海，字澄之，浙江建德人，光绪年间进士，为官之余，专攻岐黄之术，是清末著名的儒医。其精研古代医籍，同时又热衷于刊校古典医籍，先后勘校三十余种医书，其中就有滑寿的《难经本义》。《增辑难经本义》一书，成书于清光绪十七年（1891），为《周氏医学丛书》之一种。周学海认为，宋以来注解《难经》二十余家，辞多繁拙而少有发明；至滑寿《难经本义》始能晓畅，故取其书为本，增辑徐大椿、张世贤、丁锦三家能与之互为发明的注解，偶附评注及按语。其中，周学海对"脉有轻重""老少瘵痳""三焦命门"等论述较为详细。任应秋说："滑氏所著《难经本义》在古今数十家注家中当推为翘楚。以其于《难经》诸义，最能晓畅。周学海复以之为蓝本，在《本义》的基础上，增加注家之足以互发者，和他本人的心得，次第辑入，名曰《增辑难经本义》。这样则其说益备，而义愈显。周氏并将每难于《素问》《灵枢》之所出，一一注明，尤便于学者不少。其中有《汇考》一篇，尤宜先读，以识得学习门径。"《增辑难经本义》以《难经本义》为本，杂合他家之注解，融会贯通，是近代医家研究《难经》颇有影响的一部医书。

3. 郭霭春《八十一难经集解》

近人郭霭春，叹古今笺释《难经》注家众多，而未有系统汇总，只能见其梗概。其读滑寿《难经本义》，认为"《本义》说理条达，词旨雅驯"，故"以之为主"，作为"本义"部分，以益于学习；同时，更立"集解"以汇集他医之注，以撷其精，而成《八十一难经集解》。本书段落标识，均以商务印书馆据明《古今医统正脉全书》校印的滑寿《难经本义》为底本，以便参考滑寿注文。同时，参照王九思《难经集注》及各家注疏，逐条重加校勘注释，以期正其衍、夺、讹、倒。本书博采众长，汇集诸先贤之见解，具有较高参考价值。

滑寿的《难经本义》因其注文说理透彻，简明易懂，故历代医家对本书评价很高，均视之为善本。《中国医学源流论》评曰："今言《难经》，当以滑氏书为古义之渊薮矣。"《难经本义》对后世医家影响很大，莫熺、周学海，乃至现代郭霭春之著作，均受其影响。直至今日，仍是学习《难经》的重要参考书目。

（三）《十四经发挥》对后世的影响

1. 张景岳《类经》经脉篇、《类经图翼》

张景岳精研《黄帝内经》30 年，重新编排《内经》体例，将经文分为 12 类，其中之经脉篇，亦延续了滑寿《十四经发挥》中的观点。前文有述，滑寿在《十四经发挥》中，附仰（伏）人尺寸之图、手太阴肺经之图、手阳明大肠经之图、足阳明胃经之图、足太阴脾经之图、手少阴心经之图、手太阳小肠经之图、足太阳膀胱经之图、足少阳肾经之图、手厥阴心包经之图等 16 张图。十四经脉是一条经脉 1 张图，并按经脉循行顺序排列穴位。张景岳在《类经图翼》中阐述经义奥旨时，仿滑寿，绘制了大量的图表来阐述针灸原理，明白而易懂。全书共计有针灸图表 79 张，其中部分图谱，参仿了《十四经发挥》中的图谱，足见张景岳对滑寿著作之认可。张景岳亦是临床大家，其认真学习过滑寿之医案，对针灸治疗非常重视，尤其擅长艾灸治疗。

2. 夏英《灵枢经脉翼》

夏英，字时彦。由儒通医，明代医家。其所撰《灵枢经脉翼》，阐述了《灵枢经》十二经脉，任督二脉及其腧穴等。夏英认为，"《灵枢》之文世古言深，中有错简易置，况无注释，后世无不失其真者"，此乃"许昌滑氏十四经发挥所以作也"。指出"医之为道，当明经络，于是悉取祖遗诸秘籍中有裨于《灵枢》经脉之旨者，更加演绎，自成一家之言，复疏《灵枢》有关原文于下，并以滑寿《十四经发挥》注条列于后，意在羽翼《灵枢》，而有功于医道"。夏英继承了滑寿所绘经络图，并配合滑寿注解经脉原文及所附歌诀。本书上卷，绘五脏侧面图及经脉流注图说，中、下卷分绘十二经及任、督二脉循经经穴共 14 图，图后为该经循行、腧穴、主病等项的歌诀及其注文。歌有总歌、穴歌、是动所生病歌等。且末附音释。本书的注释主要根据《灵枢》原文及滑寿《十四经发挥》等著作，图文并茂，通俗易懂，便于初学者记诵。

3. 高武《针灸聚英》

高武，字梅孤，四明人。撰《针灸聚英》，又名《针灸聚英发挥》。全书共4卷。成书于嘉靖己丑（1529）。此书秉崇《内经》《难经》之旨，又广征博引，汇集各家针灸之说，是集腋前人针灸精华的针灸专著。在本书中，高武对经络的排列，即仿照《十四经发挥》的体例，并在每一经脉之前先论述所络属脏腑的解剖和生理功能。同时，在《针灸聚英》中的图谱，亦是按照滑寿流注穴序排列绘制的。高武亦重视人身之胃气，认真研学李东垣之说，并将李东垣的针灸思想汇总并发展为"东垣针法"，注重施针时补益脾胃升发之气，诚与滑寿一脉相承。高武吸收各家之长而有所创新，对后世针灸学术发展产生了极大的影响。此外，书中还有颇多作者的独到见解。对当今针灸的发展仍有较大的临床指导意义。

4. 杨继洲《卫生针灸玄机秘要》

杨继洲，名济时，浙江衢州人。其因仕途不畅而专心业医。杨氏宗《素问》《难经》，言"《素》《难》为最要，盖《素》《难》者，医家之鼻祖，济世之心法，垂之万世而无弊者也"。认为《素问》《难经》为针灸之源，当"由《素》《难》以溯其源，又由诸家以穷其流"。故其以《素问》《难经》为基础，同时涉猎百家，参合己见，著《卫生针灸玄机秘要》，后由靳贤补辑重编而成《针灸大成》。《针灸大成》吸取了明代以前所有关于针灸学说的精华部分。《针灸大成》的经穴排列，均按十四经的顺序。本书中记有14张图，记载方式亦延续滑氏之经络图。且此书增注歌赋20余首。杨继洲承滑寿思想，推崇李东垣，认为"脾胃乃一身之根蒂，五行之成基，万物之父母"。同时，非常重视临床，长于辨证，倡导针灸药物并重；言"人身之气，不能以恒平，而必待以调摄之技。故其治病也，既有不同，而其治之亦不容一律，故药与针灸不可缺一者也"。其临床辨证因人治宜，或针，或灸，或针药同用，诚与滑寿思想一脉相承。

5. 张权《十四经合参》

张权，字浩然，明代吴江人。《十四经合参》，署名为"许昌滑寿伯仁注，松陵张权浩然参"。由此可见，本书是在滑寿《十四经发挥》的基础上，并增附宋代《铜人腧穴针灸图经》的内容而成。"合参"，即二书相互参照，意欲引穴释经以切于临床应用。本书国内已无传本，仅日本丹波元胤《医籍考》载有"张氏（权）《十四经发挥合纂》十六卷，存"。

6. 李鼎《藏府经穴指掌图·十四经合参评注》

当代，李鼎教授据《十四经发挥》日本传本，对《十四经发挥》进行重新整理校订，辨明出处，修改歌诀，补充新图，详加评析，著成《藏府经穴指掌图·十四经合参评注》，成为古今脏腑经穴歌诀图册的专书，是经穴歌诀的最佳读本，有利于中医基础、针灸、推拿及气功教学和研究的参考，是从宋至明有关脏腑经穴研究的汇集。

由上可见，滑寿的《十四经发挥》，易使人明晰经络之循行，腧穴之位置及归属，为针灸基本理论的推广和普及，均奠定了重要的理论基础。《十四经发挥》对后世影响甚大，如《内经》注家马莳、张景岳、张志聪等，注释经脉多采滑寿之说；张景岳的《类经》经脉篇、《类经图翼》，夏英的《灵枢经脉翼》、高武的《针灸聚英》、杨继洲的《卫生针灸玄机秘要》、张权的《十四经合参》、李鼎的《藏府经穴指掌图·十四经合参评注》等，受《十四经发挥》影响尤大，并分别发挥之。

（四）《诊家枢要》对后世的影响

1. 李中梓《诊家正眼》

李中梓著作颇丰，其中《诊家正眼》一书，受滑寿《诊家枢要》影响极大。滑寿强调望、闻、问、切四诊合参，李中梓亦然。其云："古之神圣，未尝不以望、闻、问、切四者互相参考，审察病情。"本书卷一，论述了以

《内经》《难经》为主的基础理论，脉学基本理论及其临床应用。书中对滑寿等诸家的脉诊学说，予以分析阐论，同时，更加注按，颇有发挥。

2. 李时珍《濒湖脉学奇经八脉考》

李时珍，自东璧，号濒湖，蕲州人。李时珍与其所著《本草纲目》驰名中外，而《濒湖脉诀》亦是其力作之一，本书专论"脉"，被后世称为四小经典之一。

王叔和在《脉经》中，将脉定为24种；滑寿在《诊家枢要》中，以六脉为大纲，将脉厘定为30种脉象。李时珍汲取前人经验，尤其是受《诊家枢要》的启发，在《濒湖脉诀》中，将脉象定为27种，较《诊家枢要》少了大、小、疾3种脉。李时珍虽精于脉学，但认为"脉乃四诊之末，谓之巧尔。上士欲会其全，非备四诊不可"。

《诊家枢要》中，滑寿论每一脉，均先列脉象，再列脉象之病主病，后列脉象相兼证之主病。同时，滑寿还将脉象进行了认真的分类对比。李时珍对这种撮其枢要、分类对比的方法，加以继承并发挥之，在《濒湖脉学》每脉之下均设相类诗，使之内容更加丰富与生动。

同时，李时珍在本书之末，还论及"脉诀非叔和书""七表八里九道之非"等，以别《脉诀》之真伪，指出脉学之正宗为《脉经》，提醒习医者不可以《脉诀》为宗，该书问世以后，"《脉诀》遂废"，起到了正本清源的作用。

3. 林之翰《四诊抉微》

林之翰，字宪百，清代康熙雍正年间乌程（今浙江湖州）人。始治举业，旁通岐黄，"少即专精笃嗜，博极群书，寒暑不辍"。林之翰认为，虽然四诊并重的思想早在《难经》中即已明确提出，但长期以来医家临证却独重脉诊，"然诊有四，在昔圣贤相传，莫不并重""作述家专以脉称，而略望、闻、问，大违圣人色脉合参之旨"。于是认真研习《内经》《难经》

《脉经》《甲乙经》《诊家枢要》等著作，对其中关于四诊内容之精微进行整理，并结合个人临证经验，加以阐释，或加以辨析，而成《四诊抉微》。本书"切脉篇"，除引《内经》《难经》之论外，并摘要滑寿的相关论述；在"切脉篇"详列各家脉法，脉之体状等。本书中专列问诊，尤重望诊，对四诊合参的重要性进行了极其深入的阐发，是一部中医诊断学专著，促进了中医诊断学的发展。

4. 周学海评注《诊家枢要》

　　周学海，除对滑寿的《难经本义》深有研究，著《增辑难经本义》外，还对滑寿《诊家枢要》进行了精审校勘，并扼要注评。其对《诊家枢要》评价颇高。如滑寿在《诊家枢要》中，指出察脉时须重视审察脉势，曰："察脉。须识上下来去至止六字，不明此六字，则阴阳虚实不别也。上者为阳。来者为阳。至者为阳。下者为阴。去者为阴。止者为阴也。上者，自尺部上于寸口，阳生于阴也。下者，自寸口下于尺部，阴生于阳也。来者，自骨肉之分，而出于皮肤之际，气之升也。去者，自皮肤之际而还于骨肉之分，气之降也。应曰至。息曰止也。"周学海对此颇加赞扬，其曰："至、止，即察躁静之事也，察其停于下者之久暂，又察其鼓于上者之久暂，而阴阳嘘吸之躁静了然矣。"又曰："滑氏之六字，则脉之妙蕴几于无遗，而讲脉学者，可得而所宗主矣。"周学海非常推崇滑寿的脉学理论，认为气血是脉象变化的根本。如《诊家枢要》："得其理，则象可得而推矣。是脉也，求之阴阳对待统系之间，则启源而达流，因此而识彼，无遗策矣。"周学海遥承滑寿，非常重视气血与脉象的关系，认为通过对脉形和脉势的诊察可以了解气血的变化。他指出脉象的各种变化，都因气血的变化而产生；气为阳，血为阴，气血的变化也即是人体阴阳的变化；通过脉象的变化，自然可以判断人体阴阳的变化。滑寿善于以脉审察病势，预测疾病之转归预后。周学海对此亦非常推崇，认为诊脉审察脉来去之势非常重要，曰："玩其上下起伏之盛衰，动止之躁静，而本原无进漏矣。大抵诊脉以察来去之势为最要，此阴阳虚实之机也"。因为脉之来去盛衰，代表人身阴阳气机升降敛散之机；气盛则脉势盛，气衰则脉势亦衰，故可从脉势推测病机转归。如"今日脉沉而来势盛去势衰，可知其明日必变浮也，浮者病机外出也。今日脉浮而来势衰去势盛，即知其明日必变沉也，沉者病机内向也"。而此正是周学海对滑寿"上、下、来、去、至、止"六字脉诀的运用。周学海推崇滑寿的脉学思想，又有所发挥。如《诊家枢要》中，滑寿以"浮、沉、迟、数、滑、涩"为脉之纲领，周学海综合先贤观点，提出"位数形势，微甚兼独"的诊脉纲领，较之滑寿，描述似更得要领。

其他，更有明代皇甫中将《诊家枢要》收录入《明医指掌》中。滑寿乃儒医，而观滑寿对后世医家的影响，对其著作进行评注、发挥者，多乃儒医，且大都为弃儒从医，均有着深厚的文化功底。这些医家以儒入医，怀揣着"士苟精一艺，以推及物之仁，虽不仕于时，犹仕也"的思想，将儒学"中庸""仁""礼""孝"等思想融入中医，长期刻苦研究中医学，结合临床实践，继承并发展中医学理论，对中医学产生了重大而深远的影响。

四、国外流传

滑寿的著作在明代传入日本、韩国等周边国家，对各国的医学产生了深远的影响，其中对日本影响最大。据统计，《十四经发挥》《难经本义》《诊家枢要》《读素问钞》《五脏方》(国内已失传)等在日本都有流传，而《十四经发挥》《难经本义》两书传入日本时间最早，影响最深。

（一）《十四经发挥》在国外的流传

《十四经发挥》一书，是滑寿对元以前针灸理论的总结与升华。《十四经发挥》自问世以来，不仅在国内产生了巨大的影响，更于元末明初东传朝鲜、日本，因为滑寿的《十四经发挥》，朝鲜、日本等国的针灸医学迅速发展，并进入了最辉煌时期。

1.《十四经发挥》在朝鲜的流传

朝鲜半岛处在衔接中国和日本的地理位置上，朝鲜的传统医学与中日传统医学有着千丝万缕的联系。三木荣的《朝鲜医书志》中，就有关于《十四经发挥》在朝鲜李朝时期流传的记载。

《十四经发挥》传入朝鲜后，受到朝鲜政府重视。据载，在朝鲜李朝初期，《十四经发挥》即被指定为医生考试的必读书籍。《十四经发挥》成为当时朝鲜学习针灸的教科书，朝鲜一时掀起了针灸热，大大促进了针灸在朝鲜半岛的传播与发展，李朝医学发展进入最为迅速的时期。明万历二十年（1592），丰臣秀吉发动日韩壬辰之战，战争初期，日本从朝鲜获得了大量宝贵医籍，其中就有《十四经发挥》。在日本文禄四年（1595），日本医家曲直濑正林治愈了纳言浮田秀妻子的疾病，浮田秀将从朝鲜得到的相关医籍赐给了曲直濑正林，以示答谢。曲直濑正林将这些书籍安放在自己的私家养安院，其中就有《十四经发挥》。在日本翻刻的《十四经发挥》，部分就是依据朝鲜版本。

由于朝鲜半岛上专门的医史学书籍或相关记录较少，故探究《十四经发挥》在朝鲜王朝的流传情况较为困难，然通过《高丽史》《朝鲜王朝实录》，以及日本的《朝鲜医书志》等书籍，可以探究一二，还值得进一步挖掘研究。

2.《十四经发挥》在日本的流传

《十四经发挥》在日本现存最早的刻本是1596年小濑甫安翻刻的《十四经》。后有《十四经发挥》的1618年、1625年、1631年梅寿刊本。日本宝永六年（1709），有日本方野屋权兵卫刊行《十四经发挥》单行本。日本享保十六年（1731），有一函一册单行本。日本宝历十二年（1762），有大阪河内屋喜兵卫版新刊的《十四经发挥》，一函一册。

《十四经发挥》传入日本后，日本的针灸医学因之而开始兴盛，日本学者更将其视为"习医之根本"，且"朝野传诵，习针灸者，视为必读，几至人手一篇"。为了帮助日本学医者阅读理解滑寿的《十四经发挥》，日本众多医家对《十四经发挥》进行讲解、注释。如谷村玄仙对其进行了汉文注解，即《十四经络发挥钞》，并对《十四经发挥》予以高度评价，其称"此书经络之渊薮，空穴之囊橐也，从事于医者不可不学，然初学者未易窥测，故不顾固陋，阅历代之名家，纂其要玄，辑其英华，附以管见，非敢以之自沽誉童蒙者，或有取焉，则庶几升堂入室之阶梯云"。冈本一抱则对其进行了详尽的日文注解，即《十四经发挥和解》；浅井正赞对《十四经发挥》进行标注，浅井氏家族著有《十四经穴分寸歌》；石板宗哲撰《补注十四经》；衡山周雄著《十四经发挥笺注》；寺尾隆纯撰《十四经络腧穴弁解》；味冈三伯著《家传十四经》；小原春造撰《十四经穴法识》；逵瑞郁著《十四经眸子》；长滨善夫、丸山昌郎合撰《经络之研究》时，参考滑寿的《十四经发挥》，并引用其中的图谱及相关文献。《经络之研究》一书，后由承淡安翻译为中文，于 1956 年由上海卫生出版社出版。众多书籍中，尤其以《十四经发挥和解》和《十四经眸子》影响最大。《十四经发挥和解》刊于 1693 年，共 6 卷。此书以明代《薛氏医案二十四种》所收录的《十四经发挥》为蓝本，用当时通用的日文对该书进行逐句注释，在日本影响最大，流传最广。逵瑞郁认为，《十四经发挥》词繁义奥，故引用《内经》《难经》等相关条文，并结合个人见解，对该书进行训释，而成《十四经眸子》。

《十四经发挥》对日本的医学教育，亦产生了深远影响。在日本江户时代的很长时间里，许多医学院校都把《十四经发挥》作为教科书。如日本最早的医学院校之一——跻寿馆，将《十四经发挥》列为医学必修课；秋田藩的明德馆，考试科目有《十四经发挥》，考试通过者，方可获得行医资格。

《十四经发挥》促进了针灸医学在日本的传播，对日本针灸的发展产生了重要作用，奠定了日本经络学说的基础，以《十四经发挥》为基础的十四经理论，成为日本经络学说的黄金标准。由于日本对《十四经发挥》的重视，涌现出一批研究此书的医家。他们分别从不同的角度，对滑寿的经络理论进行注释和阐发，客观上对日本皇汉医学的发展起到了推动作用。据粗略统计，日木今存以"十四经"冠名，研究《十四经发挥》的医籍达50余种，这就无形地促进了《十四经发挥》的传播。

《十四经发挥》在明代几近失传，国内仅存明·薛立斋附刻于《薛氏医案》之后的版本。直至乙亥之秋，承淡安至日本东京考察针灸，于某旧书店发现《十四经发挥》之古本，买回并校其鱼鲁，正其讹误，而成《校注十四经发挥》。承淡安说："滑伯仁先生论而发挥其旨，针灸得盛于元代，此滑氏之功也。厥后中国此书散佚，故针灸之学，几随之而湮没不彰，流传于日本，彼邦之针灸又盛行，此非书之瑰宝有以不致欤？"（《重刊古本十四经发挥·序》）

（二）《难经本义》在日本的流传

除了《十四经发挥》，《难经本义》在日本的流传亦广，影响亦大。林罗山的《既见书目录》关于《难经本义》的记载是日本迄今对于《难经本义》的最早记录。

《难经本义》在日本有多种补注本，如玄由的《难经本义抄》、《难经本义捷径》、吉田家恂的《难经注疏》、寿德玄田的《难经捷径》、贞竹玄节的《难经本义撷遗》、森本玄闲的《难经本义大钞》、草刈三越的《难经正意》、名古屋玄医的《难经注疏》、山田业广的《难经本义疏》等。

由于明代交通不够便利，《难经本义》进入日本后，出现了大量的翻刻本。据统计，从庆长十二年（1607）至江户时代，先后计有曲直濑玄朔刊、梅寿刊、坊门书堂刊、吉田原仁左卫门刊吕复校正本、黑泽玄长刊、敦贺屋久兵卫刊，谷冈七左卫门刊、芳野屋作十郎刊、吉野屋德兵卫聚文堂刊、一条清左卫门刊、利屋喜兵卫刊、水乐屋东四郎刊、山本长兵卫刊、医家七部书刊、出云寺和泉椽刊刻等十六种不同刻本。

研究《难经本义》的日本医家，首推冈本一抱（1654—1716）。其十八岁跟随味冈三伯学习《素问》《难经》等典籍，后痴迷于滑寿的著作，除上文所提及的《十四经发挥和解》外，冈本一抱还对《难经本义》进行了认真诠释，即《难经本义谚解》。此书刊出后，影响极大，多次再版刊行。诚如长冈恭斋所云："汝居难波刊难经，其名实当矣……这个谚解流播四海，则难波纸贵延及洛阳乎。"由于《难经本义》广为流传，滑寿在日本的学术影响日增。其他《难经本义》日本注释本，比较著名的还有江户寿德阉玄的《难经本义抄》，香月牛山的《难经本义备考》（2卷），及森本玄闲的《难经本义钞》（27卷）等。

《难经》作为中医学的四大经典之一，历来受到日本学者的重视，作为阐释《难经》的优秀注释本，传入日本后即成为医学必授教科书之一。

综上所述，滑寿一生精勤不倦，汲取各家之长，而成一代大医，从东垣重视顾护脾胃，从王氏深研经典著作，从洞阳学习针灸之术。滑寿著作极丰，其节略类编《素问》，详证精辨《难经》，重任督脉称十四经，重视脉学纲举目张，擅长儿科尤长于麻疹。滑寿临证经验颇丰，既精于诊断和方药，又擅长针法，临床上常针药并施，以起沉疴；或内服外用，参合治之；其脉理精准，以脉测证，效验极佳。滑寿医术精湛，医德高尚，其发挥经典之宏旨，影响了后世无数医家，对中医学理论及临床都产生了深远的影响。元代以后，其著作又首先传入邻国朝鲜、日本等国家，促进了中医学在亚洲的发展。

滑寿

参考文献

著作类

［1］滑寿.读素问钞［M］.汪机，续注.北京：人民卫生出版社，1998.

［2］滑寿.难经本义［M］.李玉清，李怀芝，校注.北京：中国中医药出版社，2009.

［3］滑寿.难经本义新校版［M］.张彦红，校注.北京：人民军医出版社，2006.

［4］滑寿.难经本义校注［M］.周发祥，李亚红，校注.郑州：河南科学技术出版社，2015.

［5］滑寿.难经本义［M］.北京：人民卫生出版社，1963.

［6］滑寿.校注十四经发挥［M］.承淡安，校注.上海：上海科学技术出版社，1958.

［7］周守忠.历代名医蒙求［M］.济南：齐鲁书社，2013：76.

［8］金·刘完素.河间六书［M］.太原：山西科技出版社，2010：33.

［9］徐江雁，刘文礼.《儒门事亲》校注［M］.郑州：河南科学技术出版社，2015：157-158.

［10］李东垣.脾胃论［M］.文魁，丁国华，整理.北京：人民卫生出版社，2005：43-45.

［11］朱丹溪，著.朱丹溪医学全书［M］.太原：山西科学技术出版社，2014：119.

［12］贾所学.药品化义［M］.北京：中国中医药出版社，2015.

［13］程敏政.中华传世文选 明文衡卷之五十九：撄宁生传［M］.长春：吉林人民出版社，1998：571.

［14］汪机.伤寒选录［M］.北京：中医古籍出版社，2015：526.

［15］李濂.李濂医史：卷之八撄宁生传［M］.俞鼎芬，校注.厦门：厦门大学出版社，1992.

［16］万全.幼科发挥［M］.北京：中国中医药出版社，2007：90.

［17］夏英.灵枢经脉翼［M］.北京：中医古籍出版社，1984.

［18］江瓘，苏礼.名医类案［M］.北京：人民卫生出版社，2005.

［19］虞抟.医学正传［M］.长沙：湖南科学技术出版社，2014.

［20］李时珍.濒湖脉诀奇经八脉考［M］.北京：中国医药科技出版社，2018.

［21］杨继洲.针灸大成［M］.北京：中华书局，2017.

［22］高武.针灸聚英［M］.北京：北京科学技术出版社，2018.

［23］张介宾.类经［M］.郭洪耀，吴少祯，校注.北京：中国中医药出版社，1997.

［24］李中梓.诊家正眼［M］.陈子德，校点.南京：江苏科学技术出版社，1984.

［25］李中梓.内经知要［M］.胡晓峰，整理.北京：人民卫生出版社，2007：1-10.

［26］黄元御.玉楸药解［M］.北京：中国医药科技出版社，2017.

［27］薛己.《校注妇人良方》注释［M］.许润三，校注.南昌：江西人民出版社，1983.

［28］吴澄.不居集［M］.达美君，等，校注.北京：中国中医药出版社，2002：163.

［29］陈梦雷.古今图书集成医部全录（点校本）：第3册［M］.北京：人民卫生出版社，1988：185-187.

［30］陈梦雷.古今图书集成医部全录：第9册（妇科卷）［M］.北京：人民卫生出版社，1963：142-143.

［31］高士宗.黄帝素问直解［M］.于天星，按.北京：科学技术文献出版社，1980.

［32］谷村玄仙.十四经发挥钞［M］.京都：吉野屋权兵卫，万治二年（1659）：后记.

［33］莫熺.难经直解［M］.张宁，王骐，校注.北京：中国中医药出版社，2015.

［34］汪讱庵.素问灵枢类纂约注［M］.上海：上海科学技术出版社，1959：1-3.

［35］张璐.张氏医通［M］.太原：山西科学技术出版社，2010.

［36］冈本一抱.难经本义谚解［M］.万屋清兵卫，中村孙兵卫宝永三年（1706）.

［37］俞震.古今医案按［M］.北京：北京科学技术出版社，2012：100.

［38］魏之琇.续名医类案［M］.北京：人民卫生出版社，1982.

［39］富士川游.日本医学史［M］.东京：形成社，昭和47年（1792）：285.

［40］王孟英.名医类案正续编［M］.太原：山西科学技术出版社，2013.

［41］（日）丹波元坚.杂病广要［M］.北京：人民卫生出版社，1965：782.

［42］周学海.周氏医学丛书［M］.扬州：广陵书社，2016.

［43］叶霖.难经正义［M］.吴考槃，点校.上海：上海科学技术出版社，1998.

［44］陈梦赉.中国历代名医传［M］.耿鉴庭，陆肇基，校订.北京：科学
　　　普及出版社，1987：212-214.

［45］大塚敬节.中国儿科医鉴［M］.徐长卿，伍悦，点校.北京：学苑出
　　　版社，2008：306-309.

［46］三木荣.朝鲜医书志［M］.平壤：学术书刊行会，昭和四十八年
　　　（1973）：273.

［47］森末义彰.国书总目录［M］.2版.东京：岩波书店，1977.

［48］钱穆.中国学术思想史论丛6：读明初开国诸臣诗文集［M］.台北：
　　　东大图书股份有限公司，1978：77.

［49］一平造像，王慧芳编文.历代名医像［M］.南阳：张仲景医史文献馆：
　　　1982：62.

［50］孙溥泉，徐复霖.中国古代医学家及其故事［M］.南昌：江西人民出
　　　版社，1982：131-134.

［51］王新华.中国历代医论选［M］.南京：江苏科学技术出版社，1983：
　　　261-263.

［52］梁乃桂.医家与医籍［M］.北京：人民卫生出版社，1983：36-37.

［53］浙江省中医研究所，湖洲中医院，校.医方类聚校点本：第9分册
　　　［M］.北京：人民卫生出版社，1983：80-81.

［54］郭霭春，郭洪图.八十一难经集解［M］.天津：天津科学技术出版社，
　　　1984.

［55］周明道.中国历代名医传录［M］.杭州：浙江省中医学会医史分会，
　　　1986：49.

［56］黄新根，周桂林，主编.中州杰出人物百家［M］.北京：中国广播电
　　　视出版社，1986：276-278.

［57］李经纬，程之范.中国医学百科全书：医学史［M］.上海：上海科学技术出版社，1987：131.

［58］叶怡庭.历代医学名著序集评释［M］.上海：上海科学技术出版社，1987：393-394.

［59］丁光迪.中医各家学说：金元医学［M］.南京：江苏科学技术出版社，1987.

［60］陶御风，朱邦贤，洪丕谟.历代笔记医事别录［M］.天津：天津科学技术出版社，1988：138-139.

［61］张志远.中国历代名医百家传［M］.北京：人民卫生出版社，1988：77-80.

［62］龙月云.古代名医的学风与建树［M］.长沙.湖南科学技术出版社，1988：100-104.

［63］高丽大学校民族文化研究所.韩国医学史［M］.3版.首尔：高大民族文化研究所出版部，1988：8231.

［64］郭世余.中国针灸史［M］.天津：天津科学技术出版社，1989：218-219.

［65］赵友琴.医学五千年：中医部分［M］.北京：原子能出版社，1990：227-228.

［66］陆拯.近代中医珍本集：医经分册［M］.杭州：浙江科学技术出版社，1990：721.

［67］何裕民，叶锦先.心身医学概论［M］.上海：上海中医学院出版社，1990：313-314.

［68］李栋森，盛燮荪.宋明浙江针灸［M］.上海：上海科学技术文献出版社，1992：14-18.

［69］李经纬，孙学威，校. 四库全书总目提要·医家类及续编［M］. 上海：
　　　上海科学技术出版社，1992：157.

［70］王云凯. 中国名医名著名方［M］. 石家庄：河北科学技术出版社，
　　　1993：61-63.

［71］漆浩，董晔. 子午流注、灵龟飞腾八法大全：传统医学的灵魂、神奇
　　　疗效的核心［M］. 北京：中国医药科技出版社，1993：338-339.

［72］陈大舜. 历代名医医案选讲［M］. 上海：上海中医药大学出版社，
　　　1994：56-57.

［73］段富津. 普通高等教育中医药类规划教材：方剂学［M］. 上海：上海
　　　科学技术出版社，1995.

［74］丁光迪. 东垣医集［M］. 北京：人民卫生出版社，1996：563.

［75］王洪图. 黄帝内经研究大成［M］. 北京：北京出版社，1997：558-561.

［76］丁光迪. 金元医学评析［M］. 北京：人民卫生出版社，1999：356.

［77］张笑平. 中医病案学［M］. 北京：中国中医药出版社，2000：230.

［78］王天顺，姚都峰，张军旺. 襄城春秋［M］. 北京：地质出版社，
　　　2000：100-101.

［79］贾得道. 中国医学史略［M］. 太原：山西科学技术出版社，2002：
　　　213-216.

［80］刘祖贻，孙光荣. 中国历代名医医术［M］. 北京：中医古籍出版社，
　　　2002：548-550.

［81］刘文龙，刘兴仁，张保春. 濒湖脉诀白话解［M］.3 版. 北京：人民
　　　卫生出版社，2002.

［82］纪昀. 文渊阁四库全书［M］. 上海：上海古籍出版社，2003.

［83］陈洪逵. 文献名邦余姚［M］. 宁波：宁波出版社，2004：61-63.

［84］夏翔，王庆其.历代名医医案选［M］.上海：上海人民出版社，
2004：80-83.

［85］何廉臣.增订通俗伤寒论［M］.福州：福建科学技术出版社，2004.

［86］唐汉钧，汝丽娟.中国民间外治独特疗法［M］.上海：上海科学技术
出版社，2004：12.

［87］王致谱.民国名医著作精华：中国医学源流论［M］.福州：福建科学
技术出版社，2004.

［88］徐荣庆，卞德，周珩.历代名医医术荟萃［M］.南京：东南大学出版
社，2005：329-335.

［89］马大正.马大正中医妇科医论医案集［M］.北京：中医古籍出版社，
2006：93-95.

［90］陈汉平.简明针灸辞典［M］.上海：上海科学技术出版社，2007：14.

［91］李鼎.藏府经穴指掌图十四经合参评注［M］.上海：上海科学技术出
版社，2007.

［92］陈荣，熊墨年，何晓晖.中国中医药学术语集成中医文献（上册）
［M］.北京：中医古籍出版社，2007.

［93］朱世增.丁光迪论内科［M］.上海：上海中医药大学出版社，2008：
248-253.

［94］李茂如.医籍叙录集［M］.北京：中医古籍出版社，2009：20-22，
54-55.

［95］南京中医药大学.黄帝内经素问译释［M］.4版.上海：上海科学技
术出版社，2009.

［96］璩椿桂.中国历代十大名医录［M］.北京：中州古籍出版社，2009：
97-117.

［97］张立剑.针灸图说［M］.青岛：青岛出版社，2010：69-70.

［98］马伯英.中国医学文化史［M］.上海：上海人民出版社，2010.

［99］和中浚.图说中医学史［M］.南宁：广西科学技术出版社，2010：140-146.

［100］陶黎铭，姚萱.中国古代哲学［M］.北京：北京大学出版社，2010：31-34.

［101］宋春生，刘艳骄，胡晓峰.古代中医药名家的学术思想与认识论［M］.北京：科学出版社，2011：175-182.

［102］中医研究院研究生班.伤寒论注评［M］.北京：中国中医药出版社，2011：508.

［103］顾希佳.中国古代民间故事长编：明代卷：复斋日记［M］.杭州：浙江大学出版社，2012：93.

［104］苏州科技学会.苏州科技史话［M］.北京：中国科学技术出版社，2013：171-178.

［105］吕嘉戈.易经新探［M］.北京：中央编译出版社，2013：80-86.

［106］周仲瑛，于文明.中医古籍珍本集成（续）医经卷：黄帝素问宣明论方医津一筏［M］.长沙：湖南科学技术出版社，2014.

［107］周仲瑛，于文明.中医古籍珍本集成 医经卷 续 素问玄机原病式、素问病机气宜保命集［M］.长沙：湖南科学技术出版社，2014.

［108］李玉清，齐冬梅.滑寿医学全书［M］.北京：中国中医药出版社，2015.

［109］龚鹏程.龚鹏程讲道［M］.北京：东方出版社，2015：400-408.

［110］李今庸.李今庸《黄帝内经》考义［M］.北京：中国中医药出版社，2015：55.

［111］许定发.中国经济植物：上卷［M］.南京：江苏科学技术出版社，
　　　　2015：449.

［112］李灿东.中医诊断学［M］.北京：中国中医药出版社，2016：154.

［113］彭述宪.古今名医百人赞［M］.西安：陕西科学技术出版社，2017：
　　　　30-31.

论文类

［1］高镜朗.答程、郑二君论滑寿斑［J］.中华儿科杂志，1956，3（4）：
　　　255.

［2］赵玉青.元代伟大的医学家滑寿［J］.陕西中医，1980（2）：46-47.

［3］党炳瑞.略述滑寿的学术思想及其对医学的贡献［J］.浙江中医杂志，
　　　1981（11）：482-484.

［4］沈敏之.滑寿及其《诊家枢要》［J］.江苏中医杂志，1982（6）：7-9.

［5］魏稼.滑伯仁对针灸学的贡献［J］.安徽中医学院学报，1983（4）：
　　　32-33.

［6］党炳瑞.滑寿对我国医学的重大贡献［J］.中州今古，1984（4）：26.

［7］崔仲平.中医古籍整理工作中的训诂问题［J］.吉林中医药，1984（5）：
　　　42-45.

［8］肖衍初.麻疹饮食宜忌琐谈［J］.广西中医药，1984，7（1）：47，52.

［9］丁光迪.探讨滑寿的学术思想［J］.浙江中医学院学报，1984，8（6）：
　　　37-39.

［10］肖衍初.麻疹饮食宜忌琐谈［J］.广西中医药，1984，746（1）：52-53.

［11］陆文彬.林之翰《四诊抉微》及其学术思想［J］.浙江中医学院学报，

1985, 9（3）: 33-34.

[12] 李仁述.《活法机要》考 [J]. 甘肃中医学院学报, 1986（1）: 53-54.

[13] 薛凤奎. 考《十四经发挥》传本系统 [J]. 吉林中医药, 1986（6）: 36-37.

[14] 陈增英.《类经》序译释 [J]. 新中医, 1986（6）: 44-46.

[15] 孟庆云. 经络学说的体系及方法论 [J]. 针灸学报, 1987（1）: 19-21.

[16] 李锄.《难经》"喘息" 析疑 [J]. 上海中医药杂志, 1987（11）: 39-40.

[17] 王志文. 张景岳生平治学之研究 [J]. 国医论坛, 1989, 4（4）: 37-39.

[18] 赵继颜. 试论元末农民战争的特点及其历史作用 [J]. 山东师大学报（社会科学版）, 1990（3）: 21-24.

[19] 郑克晟. 元末的江南士人与社会 [J]. 东南文化, 1990（4）: 1-6.

[20] 张志远. 滑寿生平小考 [J]. 中医函授通讯, 1990（5）: 22-23.

[21] 张其枨. 新安医家研究《内经》概要 [J]. 安徽中医学院学报, 1990, 9（4）: 18-20.

[22] 邬品嘉. 浅谈杨继洲《针灸大成》的学术思想 [J]. 江苏中医, 1992, 37（7）: 37-40.

[23] 陈峰. 谈《针灸聚英》腧穴编例特点 [J]. 浙江中医学院学报, 1993, 17（4）: 43-44.

[24] 刘惠玲, 童光东. 新安名医籍里考辨四则 [J]. 安徽中医学院学报, 1997, 16（2）: 10-11.

[25] 张瑞麟. 历代注释《难经》的概况（上）[J]. 湖南中医学院学报, 1998, 18（3）: 59-61.

［26］牛亚华.滑寿医学著作在日本的流播［J］.中华医史杂志，1998，28
（3）：184-189.

［27］刘莲兰，桑晓宁.浅谈历代经络图的变迁［J］.上海针灸杂志，1999，
18（6）：37-38.

［28］李鼎.从《十四经发挥》到《十四经合参》［J］.医古文知识，2001
（1）：19.

［29］李恒.古今足少阳经经穴图对比研究［J］.上海中医药大学学报，
2002，16（1）：15.

［30］玄振玉，胡惠平.浅述清代治学《黄帝内经》的特点［J］.上海中医
药大学学报，2002，16（2）：15.

［31］汪珊.试述《古今医统大全》在中医学史上的学术地位［J］实用中医
药杂志，2002，18（5）：52-53.

［32］史常永.《难经本义》原刻残卷考察［J］.中华医史杂志，2002，32（1）：
24-26.

［33］刘景超，王单一.滑寿学术思想管窥［J］.河南中医，2003，23（1）：
22-24.

［35］季杰，崔锡章.浅析《内经知要》注经特点［J］.医古文知识，2004，
12（1）：47-48.

［34］陈婷.《难经本义》的版本研究［J］.北京中医，2005，24（5）：
303-305.

［35］赵含森，刘红旭.《类经》分类初探［J］.中医文献杂志，2005，50（1）：
17-19.

［36］李丛，李淑杰.《四诊抉微》主要学术成就及影响浅析［J］2007，38
（3）：79-80.

［37］许敬生，孙现鹏，贾可娟．元代名医滑寿的生平与医学成就［J］．江西中医学院学报，2008，20（3）：48-54.

［38］许敬生，孙现鹏，贾可娟．元代名医滑寿的生平与医学成就（续）［J］．江西中医学院学报，2008，20（4）：27-33.

［39］李玉清．谈滑寿对《难经》注释的贡献［J］．山东中医药大学学报，2008，32（6）：487-488，492.

［40］许敬生，孙现鹏．论滑寿对《内经》《难经》研究所做的贡献［C］．西安：全国第十七届医古文学术研讨会，2008：157-165.

［41］戴铭．杨继洲针灸学术思想述要［C］.//全国第十一届中医医史文献学术研讨会论文集，2008.

［42］孙溥泉，孙健慧．麻疹斑的最早发现者［J］．家庭医学，2009（6）：59.

［43］孙现鹏．《难经本义》的特色与贡献［J］．中医研究，2010，23（8）：77-79.

［44］肖永芝，刘玉玮，张丽君．经络经穴学说在日本的传承与发展［M］．中国医药导报，2011，8（26）：5-7.

［45］黄辉．新安医学家徐春圃（一）［J］中医药临床杂志社,2011,23（7）：645-648.

［46］黄辉．新安医学家徐春圃（二）［J］中医药临床杂志社,2011,23（8）：722-733.

［47］常敏毅．宁波自古出名医（下）［J］.宁波通讯，2012：46-47.

［48］董正华，韩志毅，张文军，等．浅析汪昂研究《黄帝内经》的成就［J］．河南中医，2012，32（5）：565-566.

［49］董正华，韩志毅，张文军，等．浅析汪昂对《内经》的研究方法［J］．陕西中医学院学报，2012，35（2）：19-20.

［50］李小会.滑寿《难经本义》的注释特点及其学术思想［J］.陕西中医学院学报，2012，35（6）：30-31.

［51］展龙.元末士人谋营生计的多途选择及其时代意蕴［J］.商丘师范学院学报，2013，29（7）：54-56.

［52］张永臣，贾红玲.滑伯仁与《十四经发挥》［J］.中国中医药现代远程教育，2014，12（4）：21-22.

［53］李小会.滑寿《十四经发挥》对针灸学的贡献［J］.辽宁中医杂志，2014，41（5）：1008-1009.

［54］王翰昶.撄宁生滑寿［J］.轩岐纵横，2016，（4）：50-51.

［55］张永臣，贾红玲，张学成.滑寿针灸学术成就简析［J］.山东中医药大学学报，2016，40（9）：464-467.

［56］王嘉乐.滑寿的社交圈与医名的获取［J］.中华医史杂志，2016，46（4）：197-202.

［57］李金钢.晚清医学家周学海的三大贡献［N］.中国中医药报，2017-8-23（1）.

［58］衣兰杰，王旭东.宋金元时期江苏针灸医家医籍研究述略［J］.江西中医药大学学报，2017，29（6）：4-6.

［59］刘东明.十四经穴歌表达方式与内容演变的探讨［J］.中国针灸，2017，37（11）：1245-1248.

［60］熊银海.浙东名医滑寿［N/OL］.余姚新闻（2017-9-17）http：//yynews.cnnb.com.cn/system/2017/09/17/011602745.shtml.

汉晋唐医家（6名）

张仲景　王叔和　皇甫谧　杨上善　孙思邈　王　冰

宋金元医家（19名）

钱　乙　刘　昉　陈无择　许叔微　陈自明　严用和

刘完素　张元素　张从正　成无己　李东垣　杨士瀛

王好古　罗天益　王　珪　危亦林　朱丹溪　滑　寿

王　履

明代医家（24名）

楼　英　戴思恭　刘　纯　虞　抟　王　纶　汪　机

薛　己　万密斋　周慎斋　李时珍　徐春甫　马　莳

龚廷贤　缪希雍　武之望　李　梴　杨继洲　孙一奎

吴　崑　陈实功　王肯堂　张景岳　吴有性　李中梓

清代医家（46名）

喻　昌　傅　山　柯　琴　张志聪　李用粹　汪　昂

张　璐　陈士铎　高士宗　冯兆张　吴　澄　叶天士

程国彭　薛　雪　尤在泾　何梦瑶　徐灵胎　黄庭镜

黄元御　沈金鳌　赵学敏　黄宫绣　郑梅涧　顾世澄

王洪绪　俞根初　陈修园　高秉钧　吴鞠通　王清任

林珮琴　邹　澍　王旭高　章虚谷　费伯雄　吴师机

王孟英　陆懋修　马培之　郑钦安　雷　丰　张聿青

柳宝诒　石寿棠　唐容川　周学海

民国医家（7名）

张锡纯　何廉臣　陈伯坛　丁甘仁　曹颖甫　张山雷

恽铁樵

《中医历代名家学术研究丛书》医家名录

（总计102名，以医家出生时间为序）